护理院生活照护

主　　审　史亚琴

总 主 编　张秀花

主　　编　耿桂灵

科学出版社

北 京

内 容 简 介

本书共分为5章，包括总论、护理员的职业技能、消毒与隔离、护理院常见病及病症的照护、社区及居家照护服务。本书根据护理院中主要以失能、半失能且高龄老年人为主的特点，依据日常生活能力减退及失能老年人的照护需求，从最基本的清洁、转移、如厕等日常生活照护着手，以相关医疗护理配合为基础，同时考虑居家上门时所需照护服务，结合国内外最新进展，尤其是相关指南、专家共识和建议等，总结并提炼出准确而清晰、实用而全面的老年人生活照护服务技能。

本书适合养老机构服务人员、居家照顾者、养老培训机构学员及其相关医学院校师生参考阅读、使用。

图书在版编目（CIP）数据

护理院生活照护 / 耿桂灵主编．—北京：科学出版社，2021.3
（护理院业务与管理丛书）
ISBN 978-7-03-067144-8

Ⅰ．护⋯ Ⅱ．耿⋯ Ⅲ．护理学 Ⅳ．R47

中国版本图书馆 CIP 数据核字（2020）第 243867 号

责任编辑：王海燕 纳 琨 / 责任校对：张 娟
责任印制：李 彤 / 封面设计：吴朝洪

科 学 出 版 社 出版
北京东黄城根北街 16 号
邮政编码：100717
http:// www.sciencep.com

北京虎彩文化传播有限公司 印刷
科学出版社发行 各地新华书店经销
*
2021 年 3 月第 一 版 开本：787×1092 1/16
2022 年 4 月第三次印刷 印张：10 1/4
字数：252 000
定价：65.00 元

（如有印装质量问题，我社负责调换）

丛书编委会名单

名誉主任　于建伟　邓德金

主　任　陈银忠

副主任　许　俊　李合勇　汤　雄　张　兵

　　　　沈寿稳　帅小建　顾晓华　张秀花

顾　问　霍孝蓉　顾忠贤　吴明华　张建亚

　　　　刘世晴　姜声扬

委　员（按姓氏笔画排序）

　　　　王　琴　史崇清　刘　纯　刘经纬

　　　　祁国阳　苏　彬　杨如山　肖玉华

　　　　张兰凤　陈　飞　陈玉华　陈建群

　　　　耿桂灵　郭再萍　彭美娣　管红波

编者名单

主　审　史亚琴

总主编　张秀花

主　编　耿桂灵

副主编　肖玉华　刘　纯

编　者　（按姓氏笔画排序）

　　　　刘　纯　肖玉华　沈晓霞　陈春梅

　　　　耿桂灵　钱湘云　崔　敏

常言道，"百善孝为先"。中国孝文化源远流长，是中华传统文化的精髓。它深深扎根于古老而文明的中华大地，影响深远。我国自 1999 年步入老龄社会以来，人口老龄化快速发展，截至 2019 年末，我国 60 周岁以上人口达到 2.54 亿，占总人口的 18.1%，其中 65 周岁以上人口达到 1.76 亿，占总人口的 12.6%。据测算，到 2050 年，中国将进入重度老龄化阶段，60 周岁以上人口数量将达到峰值 4.87 亿。我国是世界上老龄人口最多的国家，人口老龄化及养老问题已经成为党和国家高度重视、社会各界普遍关注的重大民生问题。党的十九届四中全会强调，要积极应对人口老龄化，加快建设居家社区机构相协调、医养康养相结合的养老服务体系。鼓励社会力量针对老年人健康养老需求，通过市场化运作方式，创办医养结合机构及老年康复、老年护理等专业医疗机构。

2005 年，中国老龄事业发展基金会提出实施"爱心护理工程"，建设医养结合的"爱心护理院"。2006 年，全国人民代表大会通过的"十一五"规划纲要，把"实施爱心护理工程，加强养老服务、医疗救助、家庭病床等面向老年人的服务设施建设"列入积极应对人口老龄化的工作重点。"爱心护理工程"实施以来，逐步在全国各地建立了近 800 家为高龄失能老年人提供专业护理和临终关怀服务的"爱心护理院"，为老年人创造良好的养老和生活环境，很好地践行了"帮天下儿女尽孝，给世上父母解难，为党和政府分忧"的初心，取得了良好的社会效益。

作为对全国爱心护理工程开展以来的理论和实践经验的全面总结，中国老龄事业发展基金会联合部分院校和科研院所的专家学者、社会企业、养老护理行业的经营管理者深入开展调查研究，认真总结实践经验，并加以系统化、理论化提升，编撰了这套"护理院业务与管理丛书"，为全国各地开展医养结合业务的机构在运营管理、医疗、护理、康复及生活照护等各专业领域提供了从理论到实践的指导，也可以作为教材广泛应用于养老护理人才培训工作，对促进养老护理机构运营管理的规范化、标准化，提高专业医护人员的技能水平和综合服务质量都具有很好的指导意义。

我国医养结合事业需要长期探索、总结和提高。希望本套丛书的编撰者坚持实践、认识，再实践、再认识，不断总结实践经验，力争为读者提供更好的护理知识。

全国人大常委会原副委员长　顾秀莲

前　言

　　医、康、养、护是目前护理院主要的服务模式，尤其护理和照护是养老服务最重要的工作内容。根据《养老护理员国家职业技能标准（2019年版）》要求，为了满足护理院等养老机构养老护理员职业知识及技能的学习和培训，提高对自理、介助、介护老年人的照护知识和技能水平，本书在编写内容上以老年人日常生活的10项基本能力为主线，结构上采用模块化方式，按照日常生活照护、医疗照护及相关常见疾病和病症照护，体现医养结合，以职业活动为导向、以职业能力为核心的指导思想。

　　护理院中主要以失能、半失能且高龄老年人为主，根据其入住老年人基础疾病及并发症多，照护需求多而复杂，同时亦兼顾社区及居家老年人照护需求，本书包括护理员职业认知、护理员职业技能、护理院常见病及病症照护、消毒与隔离、社区及居家照护服务等内容。重点突出护理员的职业照护技能，在技能上以流程图为主线，并附注意事项，便于护理员学习和掌握。在老年人照护方面，以护理院常见慢性病给老年人带来的照护问题、护理员面对问题如何进行照护为主导，在保证基本知识连贯性的基础上，力求浓缩精练，突出针对性、可操作性和实用性。

　　本书是护理院业务与管理丛书之一，可作为养老机构对初级养老护理员培训和学习的教材，也可供老年护理与保健专业学生及家庭照护者学习、参考。

　　本书由上海申丞医疗集团统一组织编写，在编写过程中得到了上海申丞医疗集团康复技术总监张秀花博士的多次指导，南通市第二人民医院肖玉华主任护师对护理员工作内涵解读和编写工作的付出，海门养老中心刘纯院长组织护士及护理员对本书内容实用性研讨等的付出，以及各位编者在工作之余辛苦的付出，在此一并表示衷心感谢。

南通大学医学院　耿桂灵

目 录

第1章

总 论

第一节 概 述

一、定义

（一）养老服务

养老服务是指为满足老年人的基本生活（进食、如厕、穿衣、行走等日常生活及精神生活）需求，养老工作人员为其提供的必要生活服务。

养老服务提供者包括医务人员、管理人员及护理员等，其中护理员是提供基本生活照护的主力军。

（二）养老护理员

养老护理员是指经专业技能培训，为护理院及养老机构中的老年人及失能、失智者提供非医疗护理范围内的、以日常生活照护为主的服务的人员。

养老护理员的工作是在护理部主任领导下开展的，其接受管理的流程为：护理部主任→病区护士长→总务护士→护理员大组长→护理员小组长→各级护理员。

（三）护士

护士是指经全日制护理专业教育，并参加全国护士执业资格考试，成绩合格，注册取得护士执业证书，依照《护士条例》规定从事护理活动，在医疗机构及养老机构履行护理工作的卫生技术人员。

二、护理员与护士的区别

虽然护理员和护士在护理院中都是为老年人提供养老服务的工作人员，但在资质及工作内容、要求上不同，其区别详见表1-1。

表1-1 护理员与护士的区别

	护理员	护士
学历要求	无学历要求	护理专业中专、专科、本科及本科以上
专业	无。目前呼吁转变成为照护师专业	护理学
准入资质	可通过专业培训获得上岗证	通过全国护士执业资格考试，并在所工作的机构注册

	护理员	护士
工作内容	在注册护士指导下，完成对服务对象的生活照护和简单的基础护理及病房的清洁消毒等工作	依照《护士条例》规定从事护理活动，履行保护生命、减轻痛苦、增进健康护理等内容，即医疗护理
职称晋升	无。根据《养老护理员国家职业技能标准（2019年版）》要求，进行职业技能鉴定，分为初级工、中级工和高级工	有。初级、中级、副高级、高级职称

三、护理院与养老院的区别

虽然护理院与养老院都是主要为老年人服务的机构，但这两种类型的机构在管理、服务内涵等方面有所不同，其区别详见表1-2。

表1-2　护理院与养老院的区别

	护理院	养老院
主管部门	卫生健康委员会	民政部门
医疗设施要求	有要求，医疗用房包括诊疗室、处置室、药房、检验科室、影像科室等，同时需要相应的医疗设备	仅有简易医务室，或者与邻近卫生服务中心、医院签约
医务人员要求	医生、康复治疗师、护士、药剂师、检验师、影像科医师等	医生、护士即可，且人数少
床位要求	护理型床位≥30张	对护理型床位无要求
内容要求	以医养结合为特色，除基本生活照护外，包括临床医疗、专业护理、康复促进、营养膳食、临终关怀、情感慰藉、娱乐活动等	以生活照护为主，主要是老年人的清洁、进食、如厕等方面的照护

第二节　职业认知

一、职业素质及要求

（一）素质要求

1.身体素质　身体健康，无传染病。

2.品德素质　有爱心、耐心、细心、同情心和责任心，保护老年人的尊严。

3.文化素质　具有尊老、爱老、孝老的民族传统美德，言谈举止文明。

4.技能素质　遵守工作流程和职业规范，不断学习提高服务技能。

5.心理素质　具有一定的抗压、抗挫折能力。

（二）道德要求

1.**尊老敬老爱老，以人为本**　尊老、敬老、爱老是中华民族的优良传统，是养老护理员最重要的职业守则之一。要求做到文明礼貌和助人为乐。

2.**爱岗敬业，服务第一**　热爱和忠于养老服务岗位，为老年人提供必要的生活照护服务。要求做到自信自重、诚信可靠，对老年人一视同仁。

3.**遵章守法，自律奉献**　遵守法律法规和社会公德、工作纪律及有关规章制度，不牟取私利。要求做到拒收老年人及其家属馈赠的礼物，做好各项服务。

（三）护理员工作礼仪规范要求

1.**仪容仪表**　头发经常清洗、定期修剪、长度不过肩、刘海不过眉，如为长发应用头花束在脑后；面部清洁端庄，可化淡妆，口腔清洁无异味；保持手部卫生，指甲不能超过指尖，不涂指甲油，按要求洗手；着装简洁大方，工作时间穿工作服、工作鞋，佩戴工作证，不能佩戴首饰，注意全身整洁。

2.**举止礼仪**　包括面部表情、站姿、坐姿和走姿的礼仪要求。

（1）面部表情：护理员在养老服务中，面对老年人、家属和来访者，要面带微笑、目光平和、礼让、招手等。交谈时热情诚恳，切忌忽视对方、东张西望、看书看报，更不能抠鼻、挖耳、剪指甲等。

（2）站姿：抬头、挺胸、收腹、双肩放松、双手自然下垂于身体两侧或交叉于腹前，两腿并拢、双足靠拢或"V"字步，切忌歪脖、扭腰、屈腿。

（3）坐姿：头、上身同站姿要求，双手将平工作服轻轻坐下，腰部挺直，两膝并拢成直角，双足平放在地面上，坐于椅子前 2/3 处，双手交叉放于腹前。切忌随便坐老年人的床铺和倚靠在老年人的床头被子上，不能跷腿或抖腿。

（4）走姿：头、上身同站姿要求，行走时轻而稳、自然摆臂，双脚走一条直线，重心向前。不能低头含胸、左右摇晃、脚掌拖地。

3.语言礼仪

（1）文明礼貌用语

1）见面语：如"您好""欢迎您""好久不见，您好吗"等，这种问候语要亲切、自然、和蔼、微笑。

2）告别语：如"再见""一路平安""欢迎您再来"等，这种告别语要恭敬真诚、笑容可掬。

3）答谢语：如"非常感谢""劳您费心""感谢您的好意"等，这种答谢语要发自内心。

4）请托语：如"拜托您""麻烦您关照一下""请等会儿"等，这种请托语要委婉谦恭，不要用命令的口吻。

5）道歉语：如"对不起""实在抱歉""请原谅"等，这种道歉语态度要真诚，不能虚伪。

6）征询语：如"我能为您做些什么""您有什么事吗""您需要什么"等，这种征询语要让对方感到关心和体贴。

7）慰问语：如"您辛苦了""让您受累了""您快歇会吧"等，这种慰问语要给人一种善良、热心的好感。

8）祝贺语：如"恭喜""祝您节日快乐""祝您生日快乐"等，这种祝贺语要表示真诚的祝福和深厚的友谊。

（2）忌用不礼貌用语：①忌无称呼用语；②忌用"嗨""喂"称呼人；③忌不友善称呼人；④忌蔑视语、烦躁语、斗气语。

（3）语言的综合使用：与老年人和其家属交谈是护理员每天要做的事情，文雅、谦虚、和颜悦色、和气可亲是交谈礼仪的基本要求。"理直气壮"不如"理直气柔"更容易得到人们的喜爱。

（4）语言交流中的"四有、四避"：即"有分寸、有礼节、有教养、有学识"，要"避隐私、避浅薄、避粗鄙、避忌讳"。

4. 服务态度

（1）主动：即主动问候，主动服务，主动征求意见。

（2）热情：即笑口常开，语言亲切，处处关心。

（3）耐心：即要有"忍耐性"和"忍让性"，在繁忙时，不急躁，不厌烦，遇到老年人不礼貌时，不争辩、不吵架，保持冷静，婉转解释，得理让人。

（4）周到：即服务工作面面俱到，完善体贴，细致入微，想老年人所想，急老年人所急，千方百计帮助老年人排忧解难。

（四）护理员工作须知

1. 熟悉全院不同区域的服务特点及不同类别老年人所住的区域；熟记院内常用设备及固定设备所摆放的准确位置。做到工作楼层、走廊、房间、卫生间内固定摆放的设施、设备使用完毕放回原位。

2. 掌握所照护老年人的房号、姓名、性别、文化程度、疾病史、身体状况、日常生活能力、家庭和社会背景、宗教信仰、生活习惯及个人性格等信息；知晓所照护老年人的监护人及家庭主要成员的姓名、基本情况和联系方式。

3. 严格按照操作规范、照护流程进行工作，发现老年人异常时要及时向护理员组长或医护人员汇报；当班时必须按照护等级标准巡视病房，及时查看护理记录，了解老年人的现况，留意老年人的变化，使老年人有安全感。按要求填写照护记录。

4. 在医护人员指导下，做好需照护老年人的生活护理工作。对特殊老年人的照护，必须在医师、护士的督导下进行。如指示不清楚或不完整时，必须了解清楚无误后执行照护。责任分明，不做超出护理员职责权限的事。

5. 做好当班照护楼层环境的清洁工作；定时对辖区的痰盂、便器进行消毒处理；保持床铺、床头柜、衣柜整齐干净，老年人的换季衣物清洗干净后交给保管员或其家属存放处理。做到空床及空柜的清洁，空床上不允许摆放物品，保持干净整齐。

6. 了解自己所负责楼层每个老年人的类别、饮食情况及喜好，严格按医嘱给予食物。

7. 保证老年人及物品的安全，做好防走失、防跌倒、防噎食、防坠床、防压疮、防烫伤、防脱管"七防"工作。定时维护工作楼层内各种设备、设施，需要检修的应及时送后勤部门，以保证护理设施设备完好和使用安全。

8. 协助医护人员做好老年人临终护理，配合护理员组长清点去世老人遗物，交给其家属妥善处理。

9. 参加院内组织的各类照护培训，不断提高照护业务水平和操作技能。

（五）护理员工作规范

1. 向家属或咨询者介绍护理院时要实事求是，如有不清楚情况，应找护理员组长或负责人解答。

2. 如家属或者咨询者理解偏差或有疑义时，注意倾听，耐心解释，不争论，不擅自发表意见，必要时请护理员组长或负责人协调解决。

3. 禁止擅自解释老年人的病情或查体结果，以及告知老年人或其家属有关的病情诊断与治疗计划。

4. 对老年人评估护理级别时，仅能提供意见及建议，不能决定护理级别。

5. 无医嘱和护士的指导，禁止给老年人用药及擅自帮老年人插管或拔管，如鼻饲管、导尿管、引流管、输液管等。

6. 禁止执行医护专业的工作，可在护士指导下协助进行无菌技术操作工作。护理员无权为当事人开具老年人的病情证明或死亡证明书。

7. 禁止与老年人及其家属议论其他护理员的问题、谈论与护理员本职工作无关的事情；禁止参与老年人的家事纠纷。

（六）护理员照护工作内容

1. 为老年人提供生活照护，满足其基本生活需求　主要为失能、失智老年人提供最基本的饮食、如厕、翻身等照护。

2. 为老年人提供医疗照护，减轻其身体痛苦　协助医护人员为患病的老年人进行口腔、皮肤、会阴等护理及管道照护、初级救护等。

3. 为老年人提供康复照护，提高其生命质量　对慢性病造成身体残障者，协助其进行肢体、语言、心理等康复训练照护。

4. 其他　为老年人提供心理照护，给予老年人及其家属心理支持，对疾病晚期的老年人提供安宁照护，维护其尊严。

二、护理员准入制度

1. 思想积极向上，热爱养老事业，身体健康，能胜任养老护理工作（包括夜班工作），体检合格，岗位适应性测试合格。

2. 护理员需要经过岗前培训，掌握老年人生活照护的基本知识和技能，考核合格后方可上岗实习。在岗实习熟练掌握上述知识和技能，考评合格后定岗工作。

3. 护理员需持续进行在岗培训，不断进行基本生活照护知识和专业照护技能的强化学习，通过民政部门或卫生行政管理部门考核，取得护理员合格证书。

三、护理员培训制度

1. 护理员的培训由护理管理部门负责，根据护理员的生活照护知识、技能水平及其需求制订培训计划。

2. 培训以集中辅导和老师带教为主要形式，理论考评以口试形式进行考核，操作技能以实操形式进行考核，其中实操考评为主要形式。

3. 三阶段培训，包括岗前培训，为期 1 周，以集中辅导为主要形式；实习期培训，为期 1 个月，由护士长或带教老师进行系统带教和培训；在岗培训，至少每月 1 次，由护理部组织的照护知识和技能提升培训，并通过定期的考评。

四、护理员考评制度

1. 护理管理部门成立质量考评管理工作小组，建立良好的护理员考评体系，实行护理小组考评、护士长考评和护理部考评的层级管理体系，将服务能力和质量作为护理员绩效的重要依据，有效提升老年人生活照护安全和质量的整体水平。

2. 护理员的工作能力考评由护理管理部门负责，根据入职前、实习期和在岗的不同阶段制订培训及考评计划并组织实施。

3. 制订护理员服务质量的各项标准及考核评分表，护理单元每周对本单元的生活照护质量进行自查自纠，护理部对各护理单元生活照护质量每月检查 1～2 次，其日常生活照护工作日查表详见附表 1-1，护理员周事落实记录表详见附表 1-2。考核结果及时整改反馈，确保质量持续改进。

五、护理员职业防护

（一）预防身体损伤

1. 预防肌肉拉伤

（1）工作前做好准备活动：做好全身关节肌肉的活动，如腕部、肩部、脊柱、髋部、膝部和踝部等关节的活动。

（2）工作时注意局部保护：护理员在为老年人服务，特别是搬运老年人或重物时，不要急拉、急拽、急转身或急扭转腰背部，尽量用推车或找同事帮助。

（3）合理运动：工作之余安排有规律的运动，锻炼肌肉的力量和柔韧性，增加机体的耐力和灵活性。

2. 预防腰部扭伤　除与预防肌肉拉伤的预防措施相同外，还应避免腰部受凉、环境潮湿、久坐过度或长时间弯腰等。

（二）预防传染病

护理员在日常工作中应采取最基本的防护措施，穿工作服和工作鞋，戴口罩、帽子，规范洗手。严格执行照护操作规程和照护工作制度，避免发生职业暴露。此外，针对常发生的流感、胃肠炎，具体措施如下。

1. 预防流感　护理员按照要求洗手、戴口罩，平时生活规律、均衡饮食、锻炼身体，有条件者可定期接种流感疫苗；患流感的老年人要立即隔离，需戴口罩，4 小时更换 1 次；对患病老年人的餐具、用物进行消毒。

2. 预防胃肠炎　养成饭前、便后洗手的良好卫生习惯，食用安全食品，生吃水果、蔬菜前要洗净，选择新鲜食品，过期、变质的食品要及时扔掉。坚持规律饮食。

（三）预防老年人及其家属的伤害

1. 预防老年人的伤害

（1）观察：为老年人服务时注意察言观色，如发现老年人有对抗情绪时，尽量避免激惹，如异常烦躁，可暂时停止服务，向医务人员汇报，待老年人情绪稳定时再继续服务。

（2）危险物品管理：发现老年人有摔东西和打人的现象时，注意不要在房间放置热水瓶、陶瓷和玻璃用品、棍棒等引起自伤或他伤的危险物品。

（3）防范：失智或心理障碍的老年人烦躁时，可能发生打人、摔东西的现象，照护前先做好评估，确认安全后再进行照护，必要时进行安全制动。

2. 预防老年人家属的伤害　与老年人家属交流要有耐心，保持良好的态度。一旦与老年人家属发生冲突，首先要保持冷静，不要与其争吵和发生肢体接触，保持一定距离或暂时离开现场，报告领导，如实反映问题，由领导出面解决。

六、消防器械操作方法

看：看干粉是否过期；看压力表指针是否在绿色区域。

提：提起灭火器。

拔：拔下安全销。

瞄：瞄准火苗根部。

压：压下手柄，喷嘴对准火源，一压到底，对准着火物质，直至火焰完全扑灭，确保无余温，危险解除。

熄灭后以水冷却除烟。

第三节　生活照护工作质量标准

一、养老及护理区环境标准

（一）清洁卫生标准

病区走廊、楼梯、活动区、室内外要求无杂物和死角、无灰尘和蜘蛛网，保持整洁，定期监督检查。

1. 公共区域　门窗、玻璃、走廊、楼梯、墙围每周擦 1 次，保持清洁、无污垢、无痕迹、无杂物。

2. 生活区域　卫生间与房间地面随脏随扫，无污垢、臭味、积水；大、小便器随脏随倒，消毒每周 2 次；地面用 500mg/L 含氯消毒液湿式清洁每日 2 次，房间消毒每日 1 次。

（二）安静标准

1. 严禁大声喧哗，保持病区安静，噪声控制在 50 分贝以下。

2. 照护服务做到"五轻"，即走路轻、说话轻、操作轻、拿放物品轻、开关门窗轻。

3. 工作期间穿软底鞋，减少不必要的巡回路线及陪客和探视时间。

（三）整齐标准

1. 物品定点放置，陈设统一，墙壁除规定外，不张贴宣传品。

2. 办公室、治疗室、病室等，统一设置要求。

3. 室内光线柔和，色调适宜，被褥适合，房间可用盆景点缀。

4. 老年人衣着整洁适中，按时理发、刮胡须、剪指（趾）甲。

二、护理员工作质量标准

（一）服务态度和评价

1. 安心本职工作，服务态度好，积极配合护士做好临床护理，尤其是危重、一级护理老年人的照护。

2.关心、协助、帮助老年人进食，送饭送水到床头，及时喂水喂食。

3.服务完成率100%，满意率（老年人和其家属）在85%以上，压疮发生率为0。

（二）照护服务

1.生活照护工作

（1）七知道：老年人的姓名、爱好、生活照护重点、所患疾病、家庭情况、使用药物治疗情况、精神心理状态。

（2）七洁：头发、面部、口腔、皮肤、手足、会阴、肛门清洁。

（3）六无：无坠床、跌伤、烫伤、压疮、窒息和管道脱落。

（4）五关心：关心老年人的饮食、睡眠、排泄、卫生、安全。

2.保持床单干燥、平整、无皱褶。

（三）协助护士工作

1.协助护士观察病情变化，有情况及时通知护士。

2.协助护士观察补液，对不合作的老年人注意保护输液部位，防止滑出或拔出针头，不可随意调节滴速，确保滴注通畅，保持输液管无扭曲。

3.协助护士观察管道，保持管道无受压和扭曲，如照护时管道不慎脱落要及时通知护士。

4.协助护士帮助卧床老年人定时翻身，预防压疮，避免因照护不当而发生皮肤损害。

（四）其他

1.注意老年人的安全，如发生意外（如跌倒、出走、烫伤等），及时向护士汇报。

2.做好病室内的清洁消毒工作，保持病室整洁、空气新鲜、无异味。

三、护理院等级照护标准

（一）定义

1.自理老人　自己能够完全料理衣食住行的老年人，称为自理老人。

2.介助老人　由于身体某方面有缺陷及病态，需要借助他人协助或者借助某种工具，料理衣食住行的老年人，称为介助老人。

3.介护老人　衣食住行不能自理，需要他人照护才能完成衣食住行等日常生活活动的老年人，称为介护老人。

（二）护理院照护等级划分

目前，国际上对于分级照护没有统一标准和要求，我国护理院亦无统一的照护等级划分标准，但护理院在实际工作中，常根据老年人日常生活能力及病情的严重程度进行划分。

1.依据老年人的自理能力进行划分　自理、介助和介护三种等级照护。

2.依据老年人的病情严重程度进行划分　特级、一级、二级和三级照护。

（三）按老年人自理能力划分等级的照护标准

根据日常生活能力评分，判断老年人日常生活中处于自理、介助、介护不同照护需求的状态，其照护级别及其照护内容详见表1-3。

表 1-3 根据老年人自理能力划分等级照护标准

健康等级		照护级别评定标准	照护服务内容	备注
自理老人（无依赖）	①全自理	意识正常，身体健康状况良好，活动能力正常（ADL 评分：90～100 分）	早晚打扫房间、送水各 1 次；床上用品清洗更换每 2 周 1 次，衣物夏天更换每日 1 次，冬季更换每周 1 次清洗消毒。有污染随时更换	提供文娱场所及设施，自行参加文娱活动，整理床铺及内务（自我参与型）
介助老人 1（部分依赖）	②大部分自理	意识正常，身体健康状况、活动能力稍差。需要部分协助如洗漱、如厕、沐浴、活动、上下楼梯等（ADL 评分：70～85 分）	除含①服务内容外，协助个人清洁卫生：口腔清洁每日 2 次，洗脸每日 2 次，浴足每日 1 次；沐浴夏季每周 2 次、冬季至少每周 1 次	活动能力稍弱，能参加部分集体活动，个别项目需要他人协助完成（协助参与型）
介助老人 2（大部分依赖）	③基本不自理	意识正常，身体健康状差，活动能力部分受限。需要大部分帮助如洗漱、如厕、沐浴、活动、上下楼梯、转移、到餐厅就餐等（ADL 评分：45～65 分）	除含①②服务内容外，帮助个人清洁卫生：口腔清洁每日 2 次，洗脸每日 2 次，浴足每日 1 次；沐浴夏季每周 2 次、冬季至少每周 1 次	限制活动范围，行动需依赖拐杖、扶手等助行设备、设施（室内活动型）
介护老人（完全依赖）	④不能自理	意识清醒，但有思维紊乱、行为异常等情况出现。身体健康状况较差，活动能力弱，卧床能自行翻身，扶助可坐、立、行走。如厕、就餐、沐浴、更换衣物等无法独立完成（ADL 评分：20～40 分）	除含①～③服务内容外，剪指（趾）甲每周 1 次；随时清理大、小便，必要时喂水、喂食、喂药等。巡房提醒和翻身每 2～4 小时 1 次	日常生活绝大部分依赖他人照护、行动依赖轮椅。需要使用纸尿片（裤）等卫生用品（部分照护型）
	⑤完全不能自理	意识模糊、思维严重紊乱、嗜睡、昏迷、躁狂、意识混乱、行为严重异常，身体状况极差，卧床无法自行翻身、移动、大小便失禁、完全丧失活动能力（ADL 评分：0～15 分）	除含①～④服务内容外，提供喂水、喂食、喂药。巡房、翻身每 2 小时 1 次	日常生活完全依赖他人，大小便失禁，必须使用纸尿片（裤）等（完全照护型）

（四）依据老年人病情严重程度划分等级的照护标准

依据老年人病情严重程度不同，护理部根据患者病情轻重分特级照护、一级照护、二级照护和三级照护。

1. **特级照护** 病情危重，随时有生命危险的老年人，床头牌标识为红色底纹的特级护理。其照护内容如下。

（1）医疗照护

1）老年人安置在抢救室，由指定护理员 1 对 1 地为老年人在床旁进行照护。

2）随时配合医师、护士准备抢救，执行护士制订的护理计划，准确记录出入量，向责任护士汇报。

3）特级照护老年人饮食按照床头牌标识为其提供特殊餐食。

4）翻身拍背每 2 小时 1 次，必要时每小时 1 次，根据病情给老年人摆放体位，使用护栏，确保老年人的安全。

5）对使用保护性约束的老年人，应定时松解，严格按照责任护士护理记录单上约束和松解时间执行。

6）对带管老年人的管道照护应在责任护士的指导下，掌握管道照护注意事项，以防管道脱落。

（2）生活照护

1）保持床单位整洁：每周更换被服 1 次，如被服污染应随时更换。

2）护理员给老年人擦身每日 2 次，修剪指（趾）甲、剃胡须每周 1 次，必要时进行皮肤照护，清洁头发。

3）协助责任护士做口腔照护每日 2 次，会阴照护每日 2 次。

2. 一级照护　病情较重，但短期内不危及生命，或者病情变化较快的老年人，其床头牌上标红色标识。

（1）医疗照护

1）在护士长安排下，1 名护理员照护 4 位老年人，配合责任护士做好护理工作。

2）每小时巡视 1 次，使用护栏，确保老年人安全。在责任护士的指导下，必要时进行保护性约束，严格按照约束的松解时间执行。

3）按照护士制订的护理计划，执行照护措施，进行必要的健康教育和心理疏导，发现问题及时向责任护士汇报。

4）饮食按照床头牌标识为老年人提供。

5）预防压疮和坠积性肺炎，每 2 小时翻身拍背 1 次，必要时 1 小时 1 次。

6）带管老年人，要避免管道脱落，掌握各类管道照护的注意事项。

（2）生活照护

1）护理员给老年人擦身每日 2 次，修剪指（趾）甲每周 1 次，剃胡须每周 1 次，清洁头发每周 1 次，定时协助老年人大、小便。

2）为老年人做好口腔清洁，防止出现口腔异味和感染。

3）保持床单位整洁，每周更换被服 1 次，污染时要随时更换。

4）做好病房卫生，保持室内空气清新，每日开门窗通风 2 次。

5）进行生活照护，如喂饭、进水、服药遭到拒绝时，应及时向责任护士汇报。

3. 二级照护　老年人病情相对稳定且无危及生命的情况，其床头牌上标黄色标识。

（1）医疗照护

1）由护士长安排，1 名护理员照护 6 位老年人，配合责任护士做好护理工作。

2）巡视照护老年人每 2 小时 1 次，使用护栏，确保老年人安全。

3）在责任护士指导下使用约束带，必要时进行保护性约束，严格按照约束的松解时间执行。

4）按照床头牌标识为老年人提供所需饮食。

5）协助老年人测量体重每月 1 次，并记录。

（2）生活照护

1）协助翻身：护理员给老年人擦身每日 2 次，修剪指（趾）甲、剃胡须、清洗头发每周 1 次，定时协助老年人大小便。

2）保持床单位整洁：每周更换被服 1 次，如污染应随时更换。做好病房卫生，保持室内空气清新，开窗通风每日 2 次。

3）指导老年人做好口腔清洁，协助老年人刷牙、漱口，防止口腔异味或感染。

4）协助老年人日常生活：如进食、饮水、服药、大小便；检查老年人进食、服药的情况。如老年人拒绝进食、服药时，应向责任护士及时汇报。

5）确保老年人休息：如早 7:00 前和晚 20:00 后是休息时间，应保持房间安静，谢绝探视。

4. 三级照护　病情较轻且稳定的老年人，其床头牌上标有蓝色标识。

（1）医疗照护

1）由护士长安排，1 名护理员照护 6 ～ 8 位老年人。

2）监督老年人服药，如老年人拒绝服药时，应向责任护士及时汇报，并做相应的心理疏导和健康指导。

3）帮助老年人测量体重，每月 1 次。

（2）生活照护

1）巡视病房每 4 小时 1 次，协助老年人的生活起居。

2）协助老年人修剪指（趾）甲、剃胡须、清洗头发每周 1 次，更换被服每周 1 次。

3）确保老年人休息，告知早 7:00 前、晚 20:00 后谢绝家属探视，保证休息时间。

四、生活照护考核

老年人生活照护质量标准及考核评分，详见表 1-4。

表 1-4　生活照护质量标准及考核评分

质量标准	分值	评分标准	扣分原因及扣分	得分
1. 按规定着装，整洁规范，挂牌上岗	5	未穿工作服扣 3 分；工作服不整洁扣 2 分		
2. 病室整洁有序，无异味 （1）床头柜上只放洗漱用品及茶杯，床上无渣屑和废品，尿布覆盖橡胶单 （2）床下物品上架，无杂物	15	病房有异味扣 3 分；床头柜物品放置不规范扣 1 分；床单位不整洁扣 1 分		
3. 生活照料规范，质量达标 （1）对老年人要做到五勤：勤翻身，勤擦洗，勤按摩，勤整理，勤更换 （2）六无：无压疮，无坠床，无烫伤，无跌伤，无走失，无管道脱落 （3）七洁：皮肤、口腔、脸、头发、指（趾）甲、会阴、肛门清洁	15	未做到五勤每项扣 1 分；未做到六无每项扣 2 分；未做到七洁每项扣 1 分；给老年人使用约束带的松紧不适宜，出现肢体青紫扣 2 分		

质量标准	分值	评分标准	扣分原因及扣分	得分
4. 饮食照护：饮食种类按医嘱执行，进餐体位正确，避免噎呛、窒息 （1）自理者进餐时上半身要挺直，身体稍向前倾，以利于食物顺利进入胃内 （2）对能下床的老年人采用坐位或半坐位，身体背后及周围用棉被、软枕或支架加以固定，再协助进餐 （3）对坐起有困难的老年人，可抬高床头30°～60°，利于老年人吞咽 （4）对不能抬高上半身的老年人，应尽可能为老年人取侧卧位，并使头部向前倾斜 （5）喂食速度不可过快以免呛咳和窒息，食物不可过烫 （6）保证老年人每日饮水量，以1500ml左右为宜 （7）餐具每日及时清洗和消毒	25	未按医嘱执行饮食种类扣3分；喂食过快或姿势不正确扣2分；呛咳者扣3分；窒息者扣5分；每日不给老年人适度喂水扣2分；餐具未及时清洗扣1分；未消毒扣2分		
5. 严格遵循人性化服务理念，一切以老年人为中心，尽量满足老年人的需求。要求做到：语言文明，态度诚恳。对老年人有爱心，有耐心，做事细心、尽心。严禁体罚谩骂老年人。服务及时到位，老年人及其家属反映良好	10	老年人及其家属投诉扣2分；体罚老年人1次扣3分；谩骂老年人1次扣3分；服务不及时扣2分		
6. 遵守劳动纪律，坚守岗位，不迟到，不早退，上班时不串岗，不扎堆聊天，不看电视及吃东西。严禁夜班睡觉，积极巡视病房，保持病室安静	7	迟到或早退1次扣1分；串岗聊天1次扣1分；吃东西或看电视1次扣1分；夜班睡觉扣2分；未按时巡视病房扣1分		
7. 维持和谐的人际关系。尊重领导和医护人员，服从领导和管理，工作配合度良好。同事间无吵架现象	7	不尊重领导扣2分；不服从管理扣2分；吵架1次扣2分		
8. 陪夜制度 （1）每日20：00前到岗 （2）负责所陪护老年人的生活照护与安全 （3）认真履行职责，在岗在位，不在病区大声喧哗 （4）按时熄灯	7	迟到每次扣1分；在病区大声喧哗每次扣1分；老年人发生意外伤害扣2分；未按时熄灯扣1分；脱岗扣2分		
9. 积极维护护理院的利益，有岗位主人翁精神。严禁说损害护理院利益和形象的话、做损害护理院利益的事。同时注重勤俭节约，不开无人灯，无长流水现象	9	有损害护理院利益和形象言行酌情扣5分；开无人灯1次扣2分；长流水1次扣2分		

附表 1-1 护理员日常生活照护工作日查表

床号： 姓名： 日期：

项目	日期								
洗脸									
洗手									
口腔清洁									
梳头									
剃须									
更换衣物									
更换床单/被套/枕套									
洗澡									
擦浴									
泡脚									
会阴清洗									
指/趾头									
理发									

附表 1-2　护理员周事落实记录表

星期	内容	年　月				备注（护士长抽查）
周一	检查分管床位卫生情况，整理老人衣物及衣柜。晒被子	落实签名：	落实签名：	落实签名：	落实签名：	
周二	剪指甲、洗头发、剃胡须	落实签名：	落实签名：	落实签名：	落实签名：	
周三	衣服做标记	落实签名：	落实签名：	落实签名：	落实签名：	
周四	消毒毛巾、脸盆、尿壶、坐便器等各类洁具	落实签名：	落实签名：	落实签名：	落实签名：	
周五	洗澡，更换衣服、床单位	落实签名：	落实签名：	落实签名：	落实签名：	
周六	打扫分管床位卫生，做到六面光（台面、地面、墙面、窗面、床面、物面）	落实签名：	落实签名：	落实签名：	落实签名：	
周日	查漏补缺	落实签名：	落实签名：	落实签名：	落实签名：	

（耿桂灵　刘　纯）

第 2 章

护理员的职业技能

第一节　概　述

一、定义

（一）日常生活活动

日常生活活动指个体为独立生活而必须掌握的、每天进行的必要活动,包括个人进食、洗漱、洗澡、修饰、穿衣、大便控制、小便控制、如厕、平地行走和上下楼梯10个方面的最基本活动。

（二）日常生活能力

日常生活能力指个体在生活中照顾自己的行为能力，是衡量老年人健康状况的重要指标，也是影响老年人生活质量的关键。

（三）日常生活照护

日常生活照护也称日常生活照料、日常生活照顾，指个体由于日常生活能力不同程度地丧失，不能完成日常生活，从而采取相应的外界支持，维持其正常的生活状态。日常生活照护服务是护理院失能老年人最基本的需求。

（四）医疗照护

医疗照护指针对患有多种疾病和手术后老年人采取与治疗相关的照护，如病情观察、给药、各种管道等相关照护。护理员仅能在护士指导下协助完成部分照护工作。

二、照护内容

（一）日常生活照护内容

主要依据老年人的日常生活能力，为其提供日常照护（表2-1）。

（二）医疗照护内容

主要依据老年人的身体健康状况，为其提供病情观察、生命体征测量、伤口造口照护、管道照护等（2-1）。

表 2-1   日常生活照护和医疗照护的内容

1. 日常生活照护	（1）清洁照护	① 洗脸 ② 坐位洗发 ③ 床上洗发 ④ 刷牙 ⑤ 口腔清洁 ⑥ 洗手 ⑦ 洗脚 ⑧ 洗澡 ⑨ 床上擦浴 ⑩ 会阴清洁
	（2）进食照护	① 饮水 ② 进食
	（3）修饰照护	① 梳头 ② 修剪鼻毛 ③ 剃须 ④ 理发 ⑤ 修剪指（趾）甲
	（4）穿脱衣照护	① 穿脱套头上衣 ② 穿脱开襟上衣 ③ 穿脱裤子
	（5）排泄照护	① 卫生间如厕 ② 床边坐便器的使用 ③ 床上排大便 ④ 床上排小便 ⑤ 更换纸尿裤 ⑥ 用开塞露通便 ⑦ 人工取便 ⑧ 扎尿袋
	（6）转移照护	① 协助老年人移向床头 ② 翻身叩背 ③ 床上体位转换 ④ 床椅转移 ⑤ 轮椅使用 ⑥ 平车搬运
	（7）行走照护	① 拐杖使用 ② 步行器使用 ③ 上下楼梯照护
	（8）床铺整理	① 铺备用床/暂空床 ② 整理床单位 ③ 卧床老年人更换床单位

续　表

2. 医疗照护	（1）观察照护	① 病情观察 ② 生命体征观察 ③ 常见症状照护
	（2）睡眠照护	① 睡眠环境的准备 ② 睡眠障碍者的照护
	（3）冷热应用照护	① 热水袋的使用 ② 冰袋的使用
	（4）用药照护	① 口服给药 ② 滴药 ③ 外用药 ④ 开塞露 / 直肠栓剂给药
	（5）心理照护	① 老年抑郁患者的照护 ② 老年阿尔茨海默病患者的照护
	（6）安全照护	① 跌倒的预防 ② 噎呛的预防 ③ 压疮的预防 ④ 意外拔管的预防 ⑤ 烫伤和冻伤的预防 ⑥ 心肺复苏 ⑦ 压疮的照护 ⑧ 消防器械的使用
	（7）管道照护	① 氧气吸入的照护 ② 胃管的照护 ③ 气管切开管的照护 ④ 导尿管的照护 ⑤ 肠造瘘的照护 ⑥ 膀胱造瘘的照护

三、日常生活照护和医疗照护的重点

日常生活照护和医疗照护重点见表 2-2。

表 2-2　日常生活照护和医疗照护重点

	日常生活照护	医疗照护
服务形式	生活照护	医疗行为相关照护
照护对象	失能、失智者	有基础疾病或术后老年人
照护内容	介助或介护	一、二、三级照护
照护占比	85% ～ 90%	10% ～ 15%
技术要求	较低	较高
服务时间	较长	较短
服务费用	较低	较高
服务提供者	护理员为主	护理员配合医务人员

第二节　日常生活照护

一、清洁照护

（一）洗脸

照护的目的：使老年人清洁舒适，达到面部清洁的要求。

照护的标准：随脏随洗，保持面部清洁。

【准备工作】

（1）护理员准备：衣帽整洁、洗手、戴口罩。

（2）用物准备：脸盆、温水（40～45℃）、洁面用品（香皂或洗面奶）、毛巾。

【操作流程】详见图2-1。

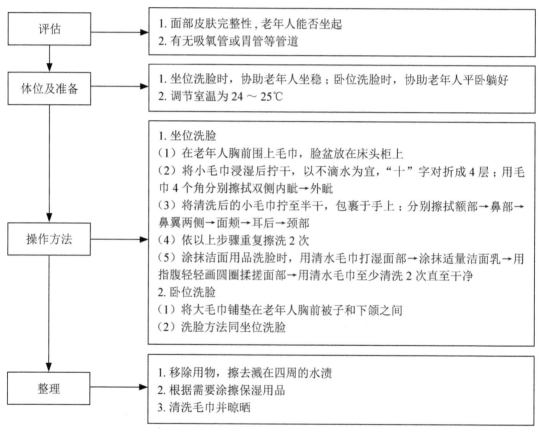

图2-1　洗脸流程

【注意事项】

（1）洗脸时动作轻柔，毛巾边角不能直接接触老年人的皮肤，避免皮肤损伤。

（2）脸盆和毛巾不能共用，一人一盆一毛巾，脸盆和毛巾需每周消毒，避免疾病的传播。

（3）选择的洁面用品如香皂、洗面奶等要用中性的，避免使用碱性大的洁面用品。洗脸时避免涂抹太多，以免刺激皮肤和黏膜。

（4）避免水温过冷、过热对老年人皮肤造成伤害。

（5）面部有管道者，注意防止管道被牵拉脱落。

（二）坐位洗发

照护目的：清除头发和头皮表面的污垢，使老年人清洁舒适。

照护标准：根据老年人需要，每 2～3 天清洗 1 次，保持头发清洁、无异味。

【准备工作】

（1）护理员准备：衣帽整洁、洗手、戴口罩。

（2）用物准备：毛巾 2 条、洗发液、梳子、洗澡椅、淋浴设施、吹风机。

【操作流程】详见图 2-2。

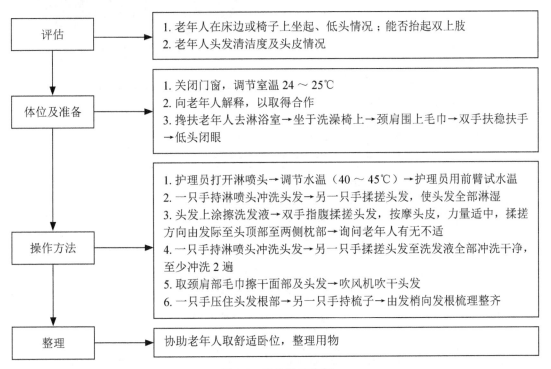

| 评估 | → | 1. 老年人在床边或椅子上坐起、低头情况；能否抬起双上肢
2. 老年人头发清洁度及头皮情况 |

| 体位及准备 | → | 1. 关闭门窗，调节室温 24～25℃
2. 向老年人解释，以取得合作
3. 搀扶老年人去淋浴室→坐于洗澡椅上→颈肩围上毛巾→双手扶稳扶手→低头闭眼 |

| 操作方法 | → | 1. 护理员打开淋喷头→调节水温（40～45℃）→护理员用前臂试水温
2. 一只手持淋喷头冲洗头发→另一只手揉搓头发，使头发全部淋湿
3. 头发上涂擦洗发液→双手指腹揉搓头发，按摩头皮，力量适中，揉搓方向由发际至头顶部至两侧枕部→询问老年人有无不适
4. 一只手持淋喷头冲洗头发→另一只手揉搓头发至洗发液全部冲洗干净，至少冲洗 2 遍
5. 取颈肩部毛巾擦干面部及头发→吹风机吹干头发
6. 一只手压住头发根部→另一只手持梳子→由发梢向发根梳理整齐 |

| 整理 | → | 协助老年人取舒适卧位，整理用物 |

图 2-2　坐位洗发流程

【注意事项】

（1）洗发过程中，观察并询问老年人有无不适，如有异常及时停止操作。

（2）注意室温、水温变化，及时擦干头发，防止老年人着凉。

（3）洗发操作轻快，减少老年人的不适和疲劳。

（4）洗发时应避免将水流进老年人眼中和耳内。

（5）饭后 30 分钟内不宜立即进行头部清洁。

（三）床上洗发

照护目的：清除头发和头皮表面的污垢，使卧床老年人清洁舒适。

照护标准：根据老年人头发情况和自身需要，每 2～3 天 1 次或每周 1 次，保持头发清洁、无异味。

【准备工作】

（1）护理员准备：衣帽整洁、洗手、戴口罩。

（2）用物准备：床上洗头盆（图2-3）、水壶（内装 40～45℃温水）、大、中毛巾各 1 条、浴巾、一次性中单、纱布 1 块、棉球 2 个或防水耳塞 2 个、洗发液、梳子、污水桶、吹风机。

【操作流程】详见图2-4。

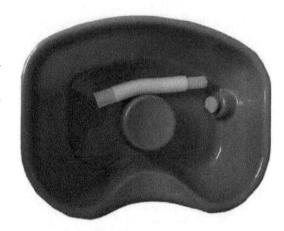

图 2-3　床上洗头盆

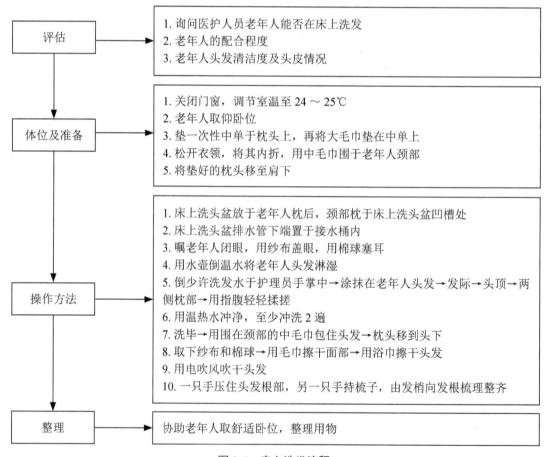

评估	→	1. 询问医护人员老年人能否在床上洗发 2. 老年人的配合程度 3. 老年人头发清洁度及头皮情况
体位及准备	→	1. 关闭门窗，调节室温至 24～25℃ 2. 老年人取仰卧位 3. 垫一次性中单于枕头上，再将大毛巾垫在中单上 4. 松开衣领，将其内折，用中毛巾围于老年人颈部 5. 将垫好的枕头移至肩下
操作方法	→	1. 床上洗头盆放于老年人枕后，颈部枕于床上洗头盆凹槽处 2. 床上洗头盆排水管下端置于接水桶内 3. 嘱老年人闭眼，用纱布盖眼，用棉球塞耳 4. 用水壶倒温水将老年人头发淋湿 5. 倒少许洗发水于护理员手掌中→涂抹在老年人头发→发际→头顶→两侧枕部→用指腹轻轻揉搓 6. 用温热水冲净，至少冲洗 2 遍 7. 洗毕→用围在颈部的中毛巾包住头发→枕头移到头下 8. 取下纱布和棉球→用毛巾擦干面部→用浴巾擦干头发 9. 用电吹风吹干头发 10. 一只手压住头发根部，另一只手持梳子，由发梢向发根梳理整齐
整理	→	协助老年人取舒适卧位，整理用物

图 2-4　床上洗发流程

【注意事项】

（1）对有颈椎损伤或腰椎损伤者，需采取仰卧位床上洗头。

（2）注意室温，及时吹干头发，防止着凉。

（3）颈部如有管道者，洗头前要妥善固定，用保鲜膜包裹管道处，再用毛巾包裹，注意松紧适宜，敷料若有浸湿应及时更换。

（4）用指腹按摩头皮，防止抓伤老年人的头皮。头皮如有损伤，尽量少蘸水，洗发后用碘伏消毒。

（5）头发较长的老年人，梳头时可一只手握住头发中段，缓慢分段梳理，再从发根梳至发梢，避免强拉头发。

（6）洗发时随时观察老年人的情况，如有异常应停止操作。对身体虚弱的老年人，应减少洗发次数和缩短洗发时间，甚至暂时不洗发。

（四）刷牙

照护目的：去除口腔内牙菌斑和食物残渣，减少微生物的繁殖，去除口臭，保持口腔清洁。

照护标准：牙齿清洁，口腔无异味。

【准备工作】

（1）护理员准备：衣帽整洁、洗手、戴口罩。

（2）用物准备：牙膏、牙刷、水杯、温开水（水温不超过 40℃）、毛巾、防水垫、润唇油。

【操作流程】详见图 2-5。

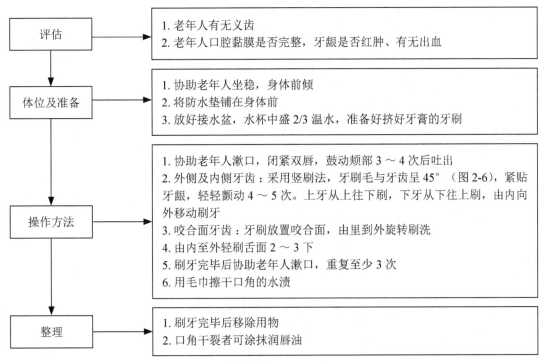

图 2-5　刷牙流程

【注意事项】

（1）刷牙每日 2 次，早餐前、晚餐后各 1 次；每次刷牙不少于 3 分钟；3 个月更换 1 次牙刷。

（2）老年人应选择刷毛柔软、刷头较细、表面平滑的牙刷，可以很好地保护和清洗牙齿，不可选择已磨损或硬毛牙刷。

（3）刷牙力度应轻柔，避免过度刷牙，容易造成牙齿疼痛、牙龈损坏。

（4）刷牙时尽量低头，避免误吸及恶心、呕吐。

（五）口腔清洁

照护目的：去除口腔内牙菌斑和食物残渣，减少微生物的繁殖，去除口臭，保持口腔清洁。

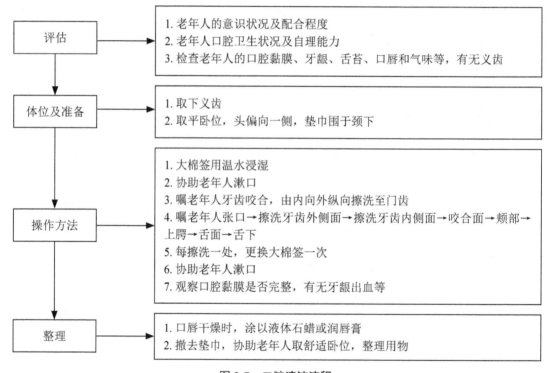

图 2-6　牙刷角度

照护标准：牙齿清洁，口腔无异味。

【准备工作】

（1）护理员准备：衣帽整洁、洗手、戴口罩。

（2）用物准备：大棉签、盛有温开水（水温不超过40℃）的水杯、垫巾、手电筒、液体石蜡或润唇膏。

【操作流程】详见图2-7。

```
┌─────────┐      ┌──────────────────────────────────────────────┐
│  评估   │─────▶│ 1. 老年人的意识状况及配合程度                   │
└─────────┘      │ 2. 老年人口腔卫生状况及自理能力                 │
                 │ 3. 检查老年人的口腔黏膜、牙龈、舌苔、口唇和气味等，有无义齿 │
                 └──────────────────────────────────────────────┘
     │
     ▼
┌─────────┐      ┌──────────────────────────────────────────────┐
│体位及准备│─────▶│ 1. 取下义齿                                     │
└─────────┘      │ 2. 取平卧位，头偏向一侧，垫巾围于颈下           │
                 └──────────────────────────────────────────────┘
     │
     ▼
┌─────────┐      ┌──────────────────────────────────────────────┐
│         │      │ 1. 大棉签用温水浸湿                             │
│         │      │ 2. 协助老年人漱口                               │
│         │      │ 3. 嘱老年人牙齿咬合，由内向外纵向擦洗至门齿     │
│操作方法 │─────▶│ 4. 嘱老年人张口→擦洗牙齿外侧面→擦洗牙齿内侧面→咬合面→颊部→ │
│         │      │    上腭→舌面→舌下                               │
│         │      │ 5. 每擦洗一处，更换大棉签一次                   │
│         │      │ 6. 协助老年人漱口                               │
│         │      │ 7. 观察口腔黏膜是否完整，有无牙龈出血等         │
└─────────┘      └──────────────────────────────────────────────┘
     │
     ▼
┌─────────┐      ┌──────────────────────────────────────────────┐
│  整理   │─────▶│ 1. 口唇干燥时，涂以液体石蜡或润唇膏             │
└─────────┘      │ 2. 撤去垫巾，协助老年人取舒适卧位，整理用物     │
                 └──────────────────────────────────────────────┘
```

图 2-7　口腔清洁流程

【注意事项】

（1）大棉签蘸水不宜过多，以免水误入气道导致误吸、呛咳。

（2）擦拭上腭及舌面时，位置不要太靠近咽部，以免引起恶心不适。

（3）义齿照护要点

1）义齿容易积聚食物碎屑，应每日清洗。

2）装有义齿的老年人，白天应戴义齿，以增进咀嚼功能，并保持良好的个人形象。

3）用牙刷刷洗义齿的各面，用冷水冲洗干净，漱口后再戴上义齿。

4）取下义齿时，先卸上腭义齿，再卸下腭义齿。

5）将卸下的义齿浸泡在冷开水中，以防义齿因为受热及干燥变形；暂时不用的义齿可放于冷开水杯中加盖保存，每日更换清水；不可将义齿泡在热水或乙醇内。

（六）洗手

照护目的：去除手部污垢，保持手部清洁卫生。

照护标准：勤洗双手，手部清洁无异味。

【准备工作】

（1）护理员准备：衣帽整洁、洗手、戴口罩。

（2）用物准备：脸盆、温水（水温 40 ～ 45℃）、洗手液、一次性中单、毛巾。

【操作流程】详见图 2-8。

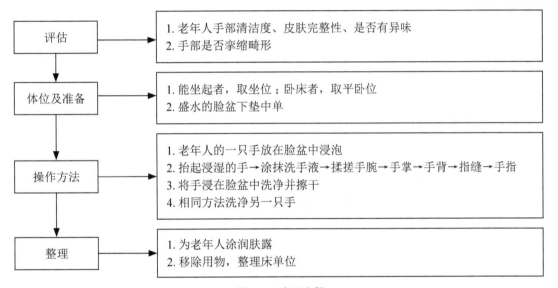

图 2-8　洗手流程

【注意事项】

（1）每天饭前、便后洗手，或用擦手毛巾擦手。

（2）洗手时注意保持肢体功能位，避免因体位不当引起不适。

（3）手部挛缩畸形，分开手指和手掌时，动作缓慢，避免粗暴动作引起关节损伤。

（七）洗脚

照护目的：保持脚部清洁，促进血液循环，缓解疲劳，改善睡眠。

照护标准：每日洗脚 1 次，脚部清洁无异味。

【准备工作】

（1）护理员准备：衣帽整洁、洗手、戴口罩。

（2）用物准备：脚盆、温水（水温 40 ～ 45℃）、枕垫、一次性中单、香皂、毛巾。

【操作流程】详见图 2-9。

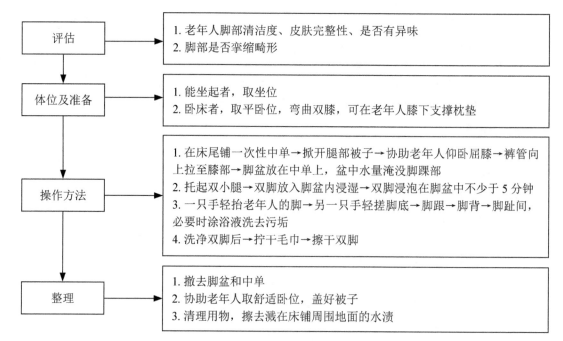

图 2-9　洗脚流程

【注意事项】

（1）饭后 30 分钟内不宜泡脚，会影响胃部血液的供给。

（2）泡脚时间不能过长，最好控制在 10～15 分钟。

（3）泡脚水温不能太高，最佳温度在 45℃以下，要求热而不烫。

（4）睡前泡脚后趁着双脚发热时，揉脚底，及时穿好袜子保暖。

（八）洗澡

照护目的：清除皮肤表面污垢，促进新陈代谢和血液循环，保持身体舒适。

照护标准：根据老年人需要，夏天每日 1 次或每周 2 次，冬天每周 1 次，保持全身皮肤清洁、无异味。

【准备工作】

（1）护理员准备：衣帽整洁、洗手、戴口罩。

（2）用物准备：防滑垫、梳子、洗发露、沐浴露、浴巾 1 条、毛巾 2 条、干净衣裤、洗澡椅、防滑拖鞋、吹风机等。

【操作流程】详见图 2-10。

【注意事项】

（1）洗澡时间宜控制在 15 分钟以内。

（2）洗澡宜安排在老年人进食 1 小时后进行。

（3）夏天洗澡后关闭房间冷空调，冬天洗澡后开启房间暖空调，以防受凉。

（4）洗澡过程中观察老年人皮肤及身体状况，如有不适，应立即停止操作，协助返回房间休息并通知医护人员。

（5）带有管道的老年人，洗澡过程中密切观察管道是否固定在位，避免牵拉；注意预防老年人拔管，有拔管倾向的老年人洗澡时，由两名护理员陪同。

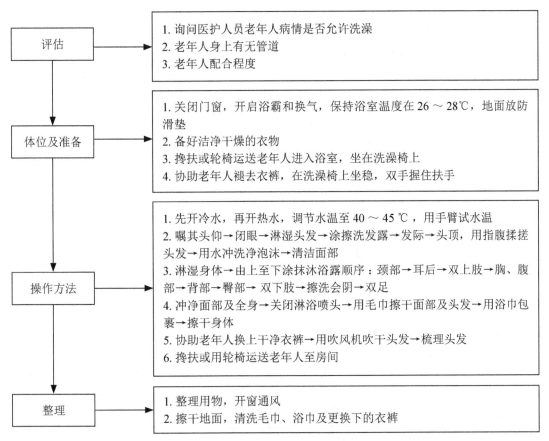

评估	1. 询问医护人员老年人病情是否允许洗澡 2. 老年人身上有无管道 3. 老年人配合程度
体位及准备	1. 关闭门窗，开启浴霸和换气，保持浴室温度在 26～28℃，地面放防滑垫 2. 备好洁净干燥的衣物 3. 搀扶或轮椅运送老年人进入浴室，坐在洗澡椅上 4. 协助老年人褪去衣裤，在洗澡椅上坐稳，双手握住扶手
操作方法	1. 先开冷水，再开热水，调节水温至 40～45℃，用手臂试水温 2. 嘱其头仰→闭眼→淋湿头发→涂擦洗发露→发际→头顶，用指腹揉搓头发→用水冲洗净泡沫→清洁面部 3. 淋湿身体→由上至下涂抹沐浴露顺序：颈部→耳后→双上肢→胸、腹部→背部→臀部→双下肢→擦洗会阴→双足 4. 冲净面部及全身→关闭淋浴喷头→用毛巾擦干面部及头发→用浴巾包裹→擦干身体 5. 协助老年人换上干净衣裤→用吹风机吹干头发→梳理头发 6. 搀扶或用轮椅运送老年人至房间
整理	1. 整理用物，开窗通风 2. 擦干地面，清洗毛巾、浴巾及更换下的衣裤

图 2-10　洗澡流程

（九）床上擦浴

照护目的：清除皮肤表面污垢，保持身体舒适，对高热老年人进行物理降温。

照护标准：不能洗澡的老年人，每日进行床上擦浴，保持全身皮肤清洁无异味，发热者协助其降低体温。

【准备工作】

（1）护理员准备：衣帽整洁、洗手、戴口罩。

（2）用物准备：脸盆、脚盆、会阴清洗盆、女性需准备便盆、水壶（盛 40～45℃热水）、毛巾 3 条（脸布、脚布、会阴擦洗布）、浴巾、香皂、护肤乳、爽身粉、清洁衣裤。

【操作流程】详见图 2-11。

【注意事项】

（1）床上擦浴动作需轻柔、快速，注意保暖，减少暴露。

（2）擦洗过程中，及时更换污水，保持清洁。

（3）擦洗重点为腋下、女性乳房下褶皱处、脐部、腹股沟、外阴部，根据需要涂抹爽身粉。

（4）擦洗会阴部必须使用专用毛巾和盆。

（5）擦洗时注意观察老年人的反应，如有异常，应立即停止擦浴。

（6）根据季节选择擦洗次数，根据老年人皮肤状况，选择皂液或沐浴液，皮肤容易过敏者清水擦浴。

（7）老年人皮肤干燥，擦浴后应涂抹护肤乳。

（8）带有管道的老年人，擦浴过程中，避免管道被牵拉脱出。

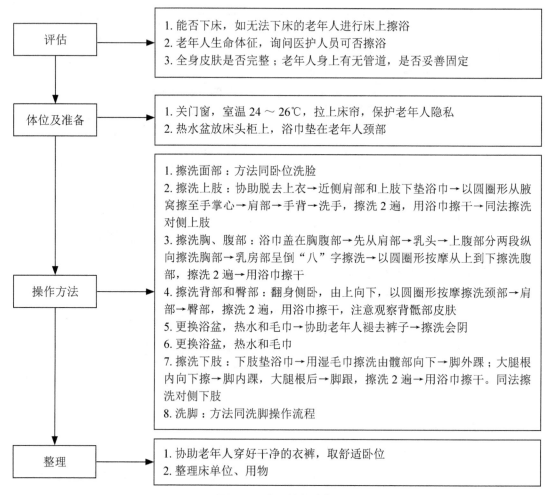

图 2-11　床上擦浴流程

（十）会阴清洁

照护目的：使老年人会阴部清洁，预防泌尿生殖系统感染，增进舒适度。

照护标准：根据老年人需要，每日至少会阴清洁 1 次，保持会阴清洁、无异味。

【准备工作】

（1）护理员准备：衣帽整洁、洗手、戴口罩。

（2）用物准备：一次性中单、便盆、冲洗壶、温水、一次性手套、专用毛巾、必要时备屏风。

【操作流程】详见图 2-12。

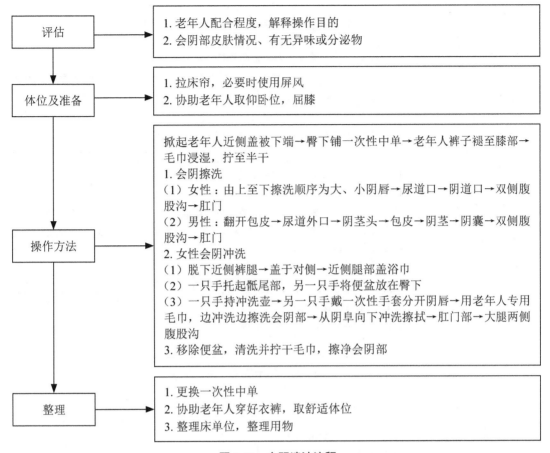

图 2-12 会阴清洁流程

【注意事项】

（1）保持床单位及被服清洁干燥。

（2）动作轻柔，避免擦伤会阴皮肤黏膜。

（3）擦洗过程中，边擦洗边更换毛巾。

二、进食照护

（一）饮水

照护目的：补充水分，降低血液黏稠度，有利于化痰、防治便秘等。

照护标准：每日上午 9:00 左右，下午 15:00 左右各喂水 1 次，出汗较多时或洗澡后及时饮水。

【准备工作】

（1）护理员准备：衣帽整洁、洗手、戴口罩。

（2）用物准备：水杯、35～40℃的温开水、吸管、汤匙、毛巾、餐巾纸。

【操作流程】详见图 2-13。

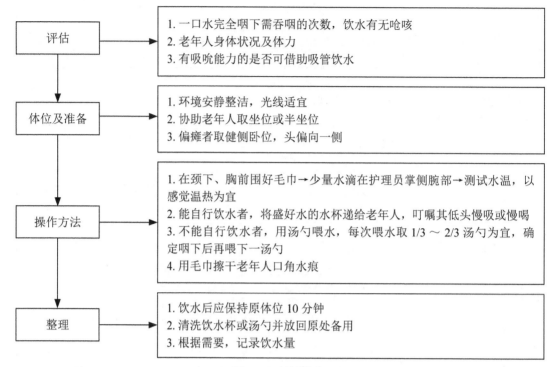

图 2-13 饮水流程

【注意事项】

（1）保证老年人每日饮水量在 1500ml 左右。

（2）喂水速度要慢，嘱老年人尽量低头，以防发生呛咳。如进水时发生呛咳，应暂停操作，待平静后再喂水，发现异常要及时通知医护人员。

（二）进食

照护目的：摄入糖类、蛋白质和脂肪等，补充人体所需能量，保证进行过程的安全。

照护标准：根据老年人吞咽功能选择适宜的食物种类，少食多餐，细嚼慢咽，摄入充足和营养均衡的食物。

【准备工作】

（1）护理员准备：衣帽整洁、洗手、戴口罩。

（2）用物准备：餐盘、勺子、筷子、温热的食物、围裙、毛巾、餐巾纸、水杯、可移动的餐桌。

【操作流程】详见图 2-14。

【注意事项】

（1）注意食物的种类和形态

1）流食：水、牛奶、豆浆、米汤、肉汤、菜汤和果汁等。

2）半流食：稀粥、米糊、菜糊、肉泥、藕粉、蒸蛋等。

3）碎食：任何食物均可剁碎或用粉碎机处理后呈糊状或末状的食物。

4）软食：软饭、面条、饺子、馄饨、包子、馒头、豆腐等。

5）普食：米饭、蔬菜、肉类、鱼类等。

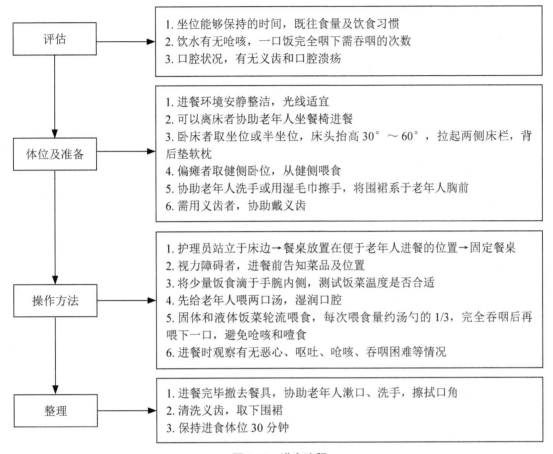

图 2-14 进食流程

（2）鼓励老年人自主进食，以增强老年人的自理能力和生活自信心。

（3）喂食时食物尽量从下往上送，避免从上往下送食物，以免引起老年人呛咳；对于偏瘫老年人，护理员从老年人健侧进行喂食。

（4）进食时避免和老年人谈笑，以免引起呛咳。

（5）进食时老年人尽量保持上身直立位；坐位维持困难者至少应抬高床头 30°。

（6）为吞咽困难的老年人准备食物可打成糊状，应密度均匀，黏性适当，不易松散，进食时不可催促，应细嚼慢咽。

（7）对家属或访客带来的食物，护理员应检查是否适合老年人食用；剩余的食物用干净的容器（保鲜盒或保鲜袋）包好，放进 4℃左右的冰箱冷藏室保存；下次食用前用微波炉充分加热后方可食用；食物在冰箱里冷藏尽量不超过 2 天，禁忌给老年人食用变质的食物。

（8）进食过程中若出现呛咳，应立即停止进食，给予叩背；发生呕吐时，应立即将身体前倾，防止呕吐物进入气管，尽快清除呕吐物并更换衣物，协助漱口。

（9）大块食物误吸引起窒息症状时，立刻站于老年人身后，双臂合抱腰部使其身体前倾，双拳置于上腹部，迅速有力地向上提拉冲击，促使误吸的食物排出；同时呼叫医护人员。

三、修饰照护

（一）梳头

照护目的：保持老年人形象清爽，按摩头皮，促进身心舒适。

照护标准：头发整齐，清洁，符合老年人修饰需要。

【准备工作】

（1）护理员准备：衣帽整洁、洗手、戴口罩。

（2）用物准备：毛巾、梳子、纸巾。

【操作流程】详见图2-15。

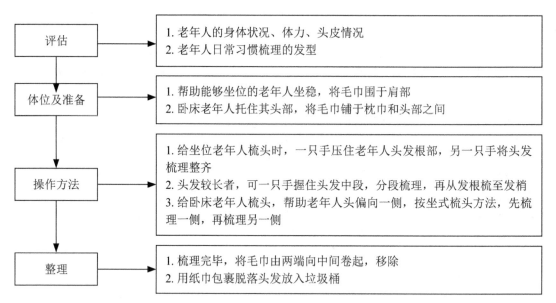

图2-15 梳头流程

【注意事项】

（1）梳理过程中不得用力强拉头发，头发纠结时应缓慢梳理，必要时使用30%乙醇湿润头发后梳理。

（2）梳理完毕，将毛巾由两端向中间卷起，移除。

（二）修剪鼻毛

照护目的：修剪老年人过长的鼻毛，保持鼻腔清洁，维持老年人整洁的形象。

照护标准：鼻毛长度适宜，平视老年人面部时未见鼻毛露出，保持其面部整洁形象。

【准备工作】

（1）护理员准备：衣帽整洁、洗手、戴口罩。

（2）用物准备：鼻毛剪，棉签，纸巾。

【操作流程】详见图2-16。

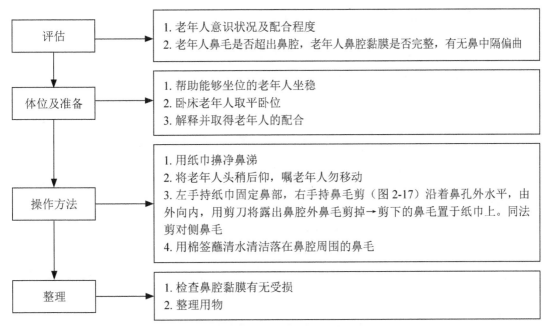

评估	→	1. 老年人意识状况及配合程度 2. 老年人鼻毛是否超出鼻腔，老年人鼻腔黏膜是否完整，有无鼻中隔偏曲
体位及准备	→	1. 帮助能够坐位的老年人坐稳 2. 卧床老年人取平卧位 3. 解释并取得老年人的配合
操作方法	→	1. 用纸巾擤净鼻涕 2. 将老年人头稍后仰，嘱老年人勿移动 3. 左手持纸巾固定鼻部，右手持鼻毛剪（图 2-17）沿着鼻孔外水平，由外向内，用剪刀将露出鼻腔外鼻毛剪掉→剪下的鼻毛置于纸巾上。同法剪对侧鼻毛 4. 用棉签蘸清水清洁落在鼻腔周围的鼻毛
整理	→	1. 检查鼻腔黏膜有无受损 2. 整理用物

图 2-16　修剪鼻毛流程

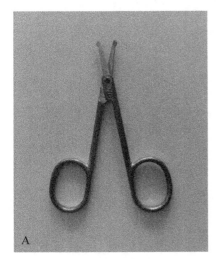
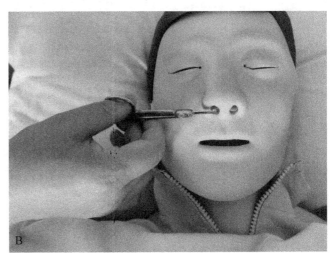

图 2-17　修鼻毛

A. 鼻毛剪；B. 修剪鼻毛的手法

【注意事项】

（1）修剪鼻毛前，评估老年人的意识状况，对于谵妄或躁动的老年人，避免此项操作。

（2）适度的鼻毛能够过滤空气中的污染物，包括灰尘或细菌，因此，鼻毛修剪不宜过短。

（3）修剪鼻毛时，嘱老年人勿移动；注意动作轻柔，鼻毛剪持拿手法规范，避免伤及鼻腔黏膜；切忌拉拽鼻毛，伤及毛发根部，引起鼻腔炎症。

（三）剃须

照护目的：维持老年人形象清爽，增加舒适和健康。

照护标准：胡须剃除干净，皮肤完整无刮伤。

【准备工作】

（1）护理员准备：衣帽整洁、洗手、戴口罩。

（2）用物准备：电动剃须刀、剃须膏、毛巾、脸盆、温水、润肤油。

【操作流程】详见图2-18。

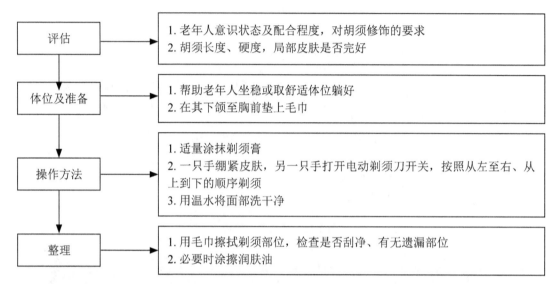

图 2-18 剃须流程

【注意事项】

（1）剃须前了解老年人下颌部皮肤情况，对于谵妄或躁动的老年人，避免此项操作。

（2）剃须过程中注意动作轻柔，防止刮伤皮肤。

（3）胡须较硬时，宜在操作前用温热毛巾热敷 5 ～ 10 分钟。

（4）老年人应使用个人专用剃须刀，不要与他人共用，以免疾病传播。

（四）理发

照护目的：维持老年人头发清洁、整齐。

照护标准：理发操作熟练，老年人头发长度适宜、整洁。

【准备工作】

（1）护理员准备：衣帽整洁、洗手、戴口罩。

（2）用物准备：围布、毛巾、梳子、理发剪、打薄剪、电推剪、水盆、温水、洗发露、电吹风。

【操作流程】详见图2-19。

【注意事项】

（1）剪发过程中，有任何不适时要立即停止操作，并汇报给医护人员。谵妄或躁动的老年人避免此项操作。

（2）洗发时仔细观察头皮及发质，防止头皮有伤痕和不适之处。

（五）修剪指（趾）甲

照护目的：防止指（趾）甲过长，污垢积聚，引起感染；防止老年人抓伤自己；保持指（趾）

甲清洁。

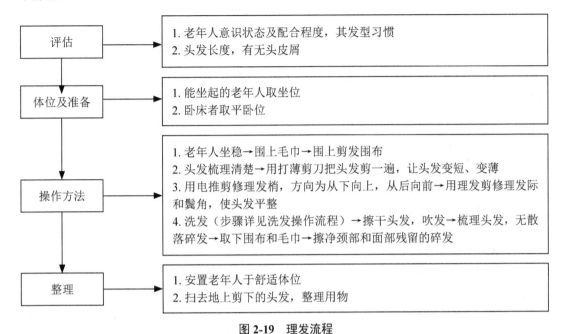

评估	→	1. 老年人意识状态及配合程度，其发型习惯 2. 头发长度，有无头皮屑
体位及准备	→	1. 能坐起的老年人取坐位 2. 卧床者取平卧位
操作方法	→	1. 老年人坐稳→围上毛巾→围上剪发围布 2. 头发梳理清楚→用打薄剪刀把头发剪一遍，让头发变短、变薄 3. 用电推剪修理发梢，方向为从下向上，从后向前→用理发剪修理发际和鬓角，使头发平整 4. 洗发（步骤详见洗发操作流程）→擦干头发，吹发→梳理头发，无散落碎发→取下围布和毛巾→擦净颈部和面部残留的碎发
整理	→	1. 安置老年人于舒适体位 2. 扫去地上剪下的头发，整理用物

图 2-19　理发流程

照护标准：每周修剪手指甲 1 次、脚趾甲每 2 周 1 次，无指（趾）甲周围皮肤损伤。

【准备工作】

（1）护理员准备：衣帽整洁、洗手、戴口罩。

（2）用物准备：纸巾、指甲刀、指甲锉等物品。

【操作流程】详见图 2-20。

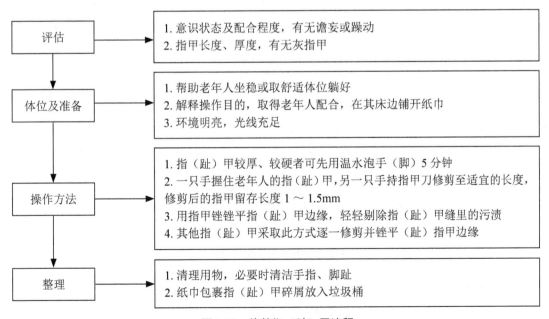

评估	→	1. 意识状态及配合程度，有无谵妄或躁动 2. 指甲长度、厚度，有无灰指甲
体位及准备	→	1. 帮助老年人坐稳或取舒适体位躺好 2. 解释操作目的，取得老年人配合，在其床边铺开纸巾 3. 环境明亮，光线充足
操作方法	→	1. 指（趾）甲较厚、较硬者可先用温水泡手（脚）5 分钟 2. 一只手握住老年人的指（趾）甲，另一只手持指甲刀修剪至适宜的长度，修剪后的指甲留存长度 1～1.5mm 3. 用指甲锉锉平指（趾）甲边缘，轻轻剔除指（趾）甲缝里的污渍 4. 其他指（趾）甲采取此方式逐一修剪并锉平（趾）指甲边缘
整理	→	1. 清理用物，必要时清洁手指、脚趾 2. 纸巾包裹指（趾）甲碎屑放入垃圾桶

图 2-20　修剪指（趾）甲流程

【注意事项】

（1）指甲刀使用前用 75% 乙醇擦拭消毒。

（2）先剪手指甲，再剪脚趾甲。

（3）修剪过程中避免损伤老年人指（趾）甲附近皮肤。

（4）为有灰指甲的老年人修剪指（趾）甲时，可用温热毛巾包裹手、脚 5 分钟或在泡手（脚）后进行，使指（趾）甲软化后再修剪；应一人一具或做好用具消毒，以免交叉感染。

四、穿脱衣照护

（一）穿脱套头上衣

照护目的：更换脏衣，为老年人穿衣保暖，维持形象。

照护标准：操作过程动作轻稳，穿衣后衣物平整。

【准备工作】

（1）护理员准备：衣帽整洁、洗手、戴口罩。

（2）用物准备：清洁、干燥、柔软的衣物。

【操作流程】详见图 2-21。

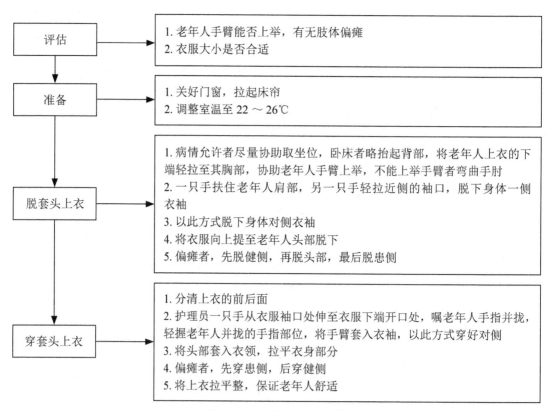

图 2-21　穿脱套头上衣流程

【注意事项】

（1）操作过程中询问老年人有无不适。

（2）操作动作轻柔，注意不能粗暴拉衣服，以防手及上肢被衣服拉伤。

（二）穿、脱开襟上衣

照护目的：更换脏衣，为老年人穿衣保暖，维持形象。

照护标准：操作过程动作轻稳，穿衣后衣物平整。

【准备工作】

（1）护理员准备：衣帽整洁、洗手、戴口罩。

（2）用物准备：清洁、干燥、柔软的衣物。

【操作流程】详见图 2-22。

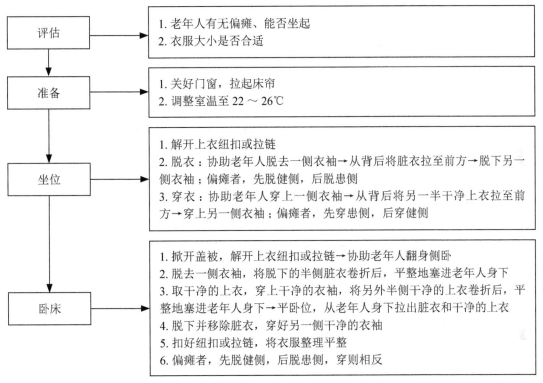

图 2-22　穿、脱开襟上衣流程

【注意事项】

（1）避免强力拉拽衣服，导致老年人关节受损。

（2）选择适宜的衣服，冬天可先预热。

（3）尽量训练老年人自己穿、脱衣服。

（三）穿脱裤子

照护目的：更换脏衣，为老年人穿衣保暖，保持形象。

照护标准：操作过程动作轻稳，穿衣后衣物平整。

【准备工作】

（1）护理员准备：衣帽整洁、洗手、戴口罩。

（2）用物准备：清洁、干燥、柔软的裤子。

【操作流程】详见图 2-23。

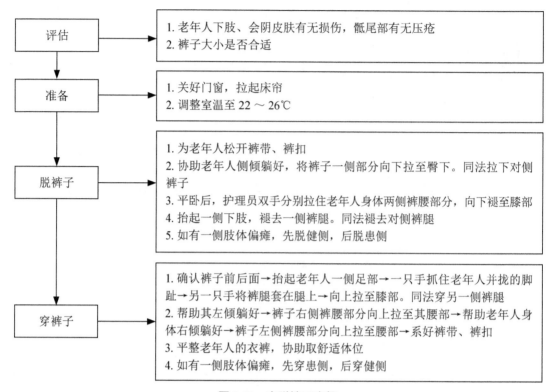

图 2-23　穿脱裤子流程

【注意事项】

（1）裤子尿湿及时更换。

（2）尽量训练老年人自己穿、脱裤子。

（3）注意保护老年人隐私，避免过度暴露，也防止受凉。

（4）穿裤子时，护理员手握住老年人脚趾，防止裤子勾住脚趾。

五、排泄照护

照护目的：满足老年人如厕需求。

照护标准：如厕过程中，保障老年人安全，观察老年人排便状况。

（一）卫生间如厕

【准备工作】

（1）护理员准备：衣帽整洁、洗手、戴口罩。

（2）用物准备：坐便器、安全扶手、卫生纸等。

【操作流程】详见图 2-24。

【注意事项】

（1）如厕是老年人较频繁的活动，对于半失能老年人，密切关注其如厕过程的安全，防止跌倒等意外伤害。

（2）部分老年人合并心血管疾病，如厕前嘱咐老年人勿用力排便，以免加重心脏负担，必要时使用通便剂。

（3）老年人排便结束，起身时动作宜缓慢，以免引起头晕等不适。

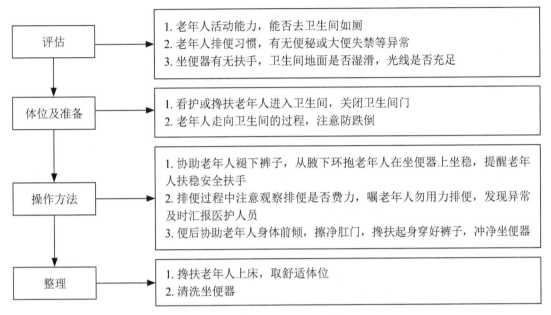

| 评估 | → | 1. 老年人活动能力，能否去卫生间如厕
2. 老年人排便习惯，有无便秘或大便失禁等异常
3. 坐便器有无扶手，卫生间地面是否湿滑，光线是否充足 |

| 体位及准备 | → | 1. 看护或搀扶老年人进入卫生间，关闭卫生间门
2. 老年人走向卫生间的过程，注意防跌倒 |

| 操作方法 | → | 1. 协助老年人褪下裤子，从腋下环抱老年人在坐便器上坐稳，提醒老年人扶稳安全扶手
2. 排便过程中注意观察排便是否费力，嘱老年人勿用力排便，发现异常及时汇报医护人员
3. 便后协助老年人身体前倾，擦净肛门，搀扶起身穿好裤子，冲净坐便器 |

| 整理 | → | 1. 搀扶老年人上床，取舒适体位
2. 清洗坐便器 |

图 2-24　卫生间如厕流程

（二）床边坐便器使用

【准备工作】

（1）护理员准备：衣帽整洁、洗手、戴口罩。

（2）用物准备：床边坐便器（图 2-25）、卫生纸。

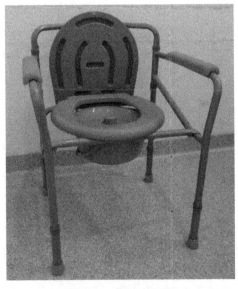

图 2-25　床边坐便器

【操作流程】详见图 2-26。

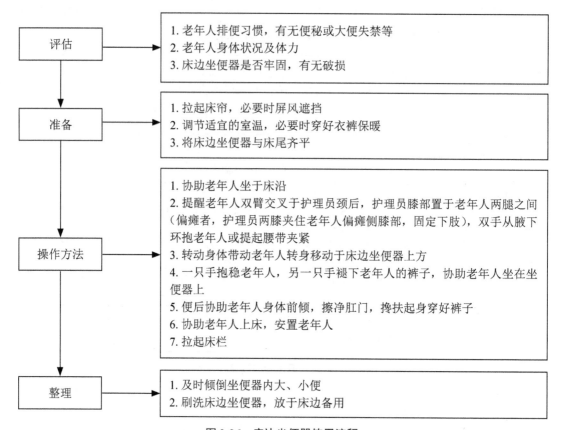

评估	→	1. 老年人排便习惯，有无便秘或大便失禁等 2. 老年人身体状况及体力 3. 床边坐便器是否牢固，有无破损
准备	→	1. 拉起床帘，必要时屏风遮挡 2. 调节适宜的室温，必要时穿好衣裤保暖 3. 将床边坐便器与床尾齐平
操作方法	→	1. 协助老年人坐于床沿 2. 提醒老年人双臂交叉于护理员颈后，护理员膝部置于老年人两腿之间（偏瘫者，护理员两膝夹住老年人偏瘫侧膝部，固定下肢），双手从腋下环抱老年人或提起腰带夹紧 3. 转动身体带动老年人转身移动于床边坐便器上方 4. 一只手抱稳老年人，另一只手褪下老年人的裤子，协助老年人坐在坐便器上 5. 便后协助老年人身体前倾，擦净肛门，搀扶起身穿好裤子 6. 协助老年人上床，安置老年人 7. 拉起床栏
整理	→	1. 及时倾倒坐便器内大、小便 2. 刷洗床边坐便器，放于床边备用

图 2-26　床边坐便器使用流程

【注意事项】

（1）根据老年人体重选择合适的床边坐便器。

（2）排便过程中密切观察老年人有无不适，避免用力排便，发现异常及时汇报医护人员。

（3）保证老年人安全，避免在转移老年人于床边坐便器的过程中发生跌倒等意外伤害。

（4）嘱老年人勿自行下床如厕，指导其使用呼叫铃，有需要及时呼叫，以免如厕发生意外。

（三）床上排大便

【准备工作】

（1）护理员准备：衣帽整洁、洗手、戴口罩。

（2）用物准备：便盆、一次性中单、卫生纸、盛温水（40～45℃）的水盆、毛巾、尿不湿等。

【操作流程】详见图 2-27。

【注意事项】

（1）观察粪便有无异常。

（2）放便盆时，宽口朝向床头，一定不能放反；取放便盆时，注意将臀部抬起，避免擦伤皮肤。

（3）便盆放置时间不能过长，不超过 10～15 分钟，以免皮肤压伤。

（4）掌握老年人排便规律，定时给予便盆。

（5）护理员可为排便困难的老年人以右下腹→右上腹→左上腹→左下腹的顺序顺时针按摩

腹部,每次数个循环。

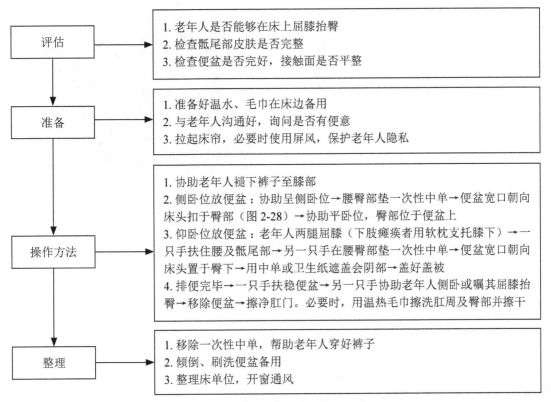

```
┌──────────┐      ┌────────────────────────────────────────┐
│   评估   │─────▶│ 1. 老年人是否能够在床上屈膝抬臀          │
│          │      │ 2. 检查骶尾部皮肤是否完整                │
└──────────┘      │ 3. 检查便盆是否完好,接触面是否平整       │
                  └────────────────────────────────────────┘

┌──────────┐      ┌────────────────────────────────────────┐
│   准备   │─────▶│ 1. 准备好温水、毛巾在床边备用             │
│          │      │ 2. 与老年人沟通好,询问是否有便意         │
└──────────┘      │ 3. 拉起床帘,必要时使用屏风,保护老年人隐私 │
                  └────────────────────────────────────────┘
```

1. 协助老年人褪下裤子至膝部
2. 侧卧位放便盆:协助呈侧卧位→腰臀部垫一次性中单→便盆宽口朝向床头扣于臀部(图 2-28)→协助平卧位,臀部位于便盆上
3. 仰卧位放便盆:老年人两腿屈膝(下肢瘫痪者用软枕支托膝下)→一只手扶住腰及骶尾部→另一只手在腰臀部垫一次性中单→便盆宽口朝向床头置于臀下→用中单或卫生纸遮盖会阴部→盖好盖被
4. 排便完毕→一只手扶稳便盆→另一只手协助老年人侧卧或嘱其屈膝抬臀→移除便盆→擦净肛门。必要时,用温热毛巾擦洗肛周及臀部并擦干

1. 移除一次性中单,帮助老年人穿好裤子
2. 倾倒、刷洗便盆备用
3. 整理床单位,开窗通风

图 2-27 床上排大便流程

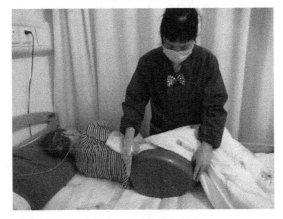

图 2-28 便盆放置方向

（四）床上排尿

【准备工作】

(1) 护理员准备:衣帽整洁、洗手、戴口罩。

(2) 用物准备:男用尿壶(图 2-29A)或女用尿壶(图 2-29B)、一次性中单、卫生纸等。

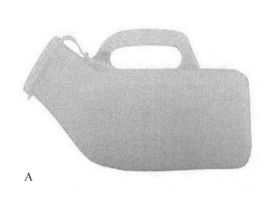
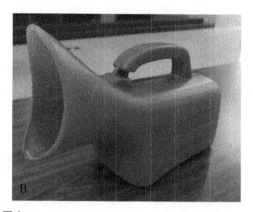

图 2-29　尿壶

A. 男用尿壶；B. 女用尿壶

【操作流程】见图 2-30。

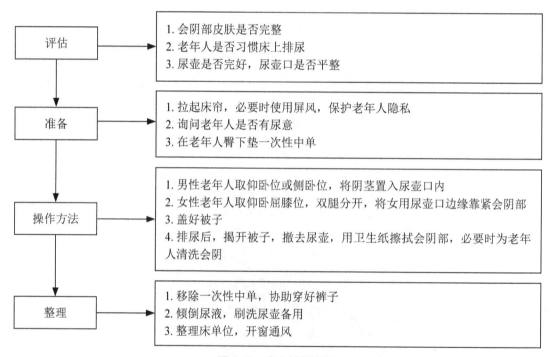

评估	→	1. 会阴部皮肤是否完整 2. 老年人是否习惯床上排尿 3. 尿壶是否完好，尿壶口是否平整
准备	→	1. 拉起床帘，必要时使用屏风，保护老年人隐私 2. 询问老年人是否有尿意 3. 在老年人臀下垫一次性中单
操作方法	→	1. 男性老年人取仰卧位或侧卧位，将阴茎置入尿壶口内 2. 女性老年人取仰卧屈膝位，双腿分开，将女用尿壶口边缘靠紧会阴部 3. 盖好被子 4. 排尿后，揭开被子，撤去尿壶，用卫生纸擦拭会阴部，必要时为老年人清洗会阴
整理	→	1. 移除一次性中单，协助穿好裤子 2. 倾倒尿液，刷洗尿壶备用 3. 整理床单位，开窗通风

图 2-30　床上排尿流程

【注意事项】

（1）排尿后，观察尿液颜色、气味、量，发现异常及时通知医护人员。

（2）排尿困难者，可调整姿势，如扶老年人坐起或抬高上身，听流水声，热敷或按摩下腹部，温水冲洗会阴部等方法诱导排尿。

（五）更换纸尿裤

照护目的：更换污脏的纸尿裤，维持皮肤清洁干爽。

照护标准：更换后的纸尿裤平整、无侧漏，老年人会阴部保持清洁、无异味。

【准备工作】

（1）护理员准备：衣帽整洁、洗手、戴口罩。

（2）用物准备：成人纸尿裤、一次性手套、盛温水（40～45℃）的水盆或小喷壶、厕纸、毛巾、爽身粉、便盆。

【操作流程】见图2-31。

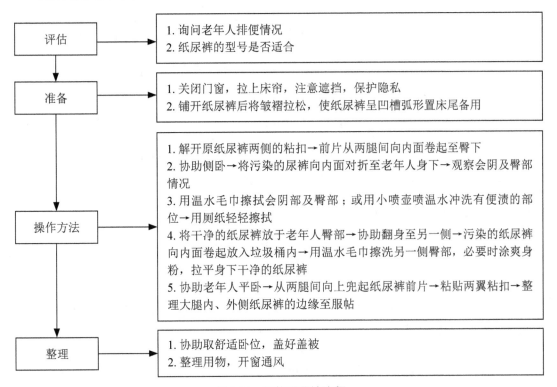

图 2-31　更换纸尿裤流程

【注意事项】

（1）理解和尊重老年人，操作前拉起床帘，注意保护隐私。

（2）更换纸尿裤前先把物品备好，放在易取用的位置，避免忙乱，防止污染床单。

（3）更换纸尿裤时，将纸尿裤大腿内、外侧边缘展平，防止侧漏。

（4）因便秘导致大便失禁者，可采用简易通便方式排出积存的粪便，恢复原有排便规律。

（六）开塞露通便

照护目的：开塞露润滑并刺激肠壁，软化大便，使大便易于排出。

照护标准：老年人肛门皮肤及直肠黏膜无损伤。

【准备工作】

（1）护理员准备：衣帽整洁、洗手、戴口罩。

（2）用物准备：开塞露、一次性中单、卫生纸、盛有温水（40～45℃）的水盆、毛巾、便盆、一次性手套或橡胶手套。

【操作流程】详见图2-32。

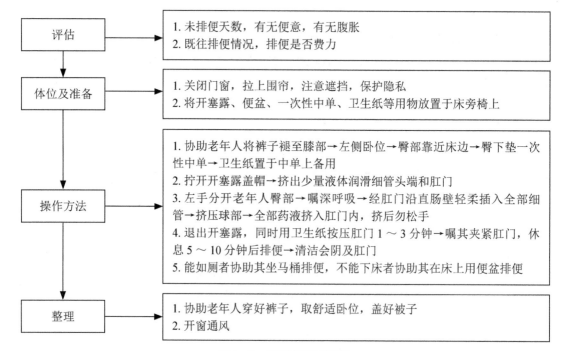

图 2-32　开塞露通便流程

【注意事项】

（1）如果开塞露细管插入时遇到阻力，不可强行插入，应退回少许，向内挤入少许药液，再轻轻旋转向内缓慢推进。

（2）女性老年人注意辨别肛门位置，避免误插入阴道。

（3）插入过程中如有粉色或血性液体流出，或老年人主诉腹痛，应立即停止并退出通便剂，汇报医护人员。

（4）注意观察排便情况，包括大便颜色、性状、量，是否干燥。

（七）人工取便

照护目的：对于大便硬结滞留于直肠的便秘老年人，用手将大便取出，解除老年人痛苦。

照护标准：取便动作轻柔，未损伤肛周及直肠黏膜。

【准备工作】

（1）护理员准备：衣帽整洁、洗手、戴口罩。

（2）用物准备：一次性手套或橡胶手套、液体石蜡、一次性中单、卫生纸、盛有温水（40～45℃）的水盆、毛巾、便盆。

【操作流程】详见图 2-33。

【注意事项】

（1）取便时注意观察老年人的呼吸和面色，询问老年人有无不适，若发现老年人面色苍白、出汗、疲倦等症状时，应停止操作，立即报告医护人员。

（2）粪便干结不易取出时，可向肛门内挤入少量开塞露，以润滑粪块。

（3）注意观察排便情况，大便颜色、量、性状，是否干燥。

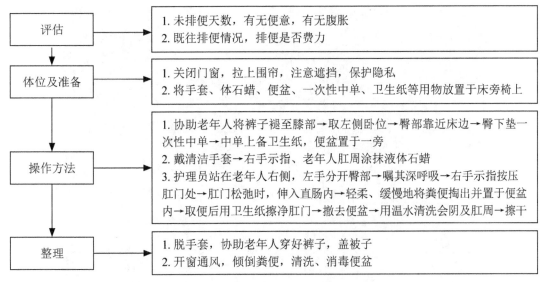

图 2-33　人工取便流程

（八）扎尿袋

照护目的：收集尿液，防止男性老年人裤子和床单位潮湿。

照护标准：尿袋松紧适宜，未发生自行脱落，尿袋及时更换。

【准备工作】

（1）护理员准备：衣帽整洁、洗手、戴口罩。

（2）用物准备：容量大于 500ml 的保鲜袋、卫生纸、一次性中单，必要时备温水、水盆、毛巾。

【操作流程】见图 2-34。

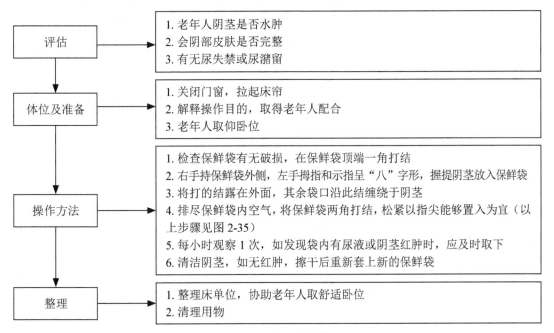

图 2-34　扎尿袋流程

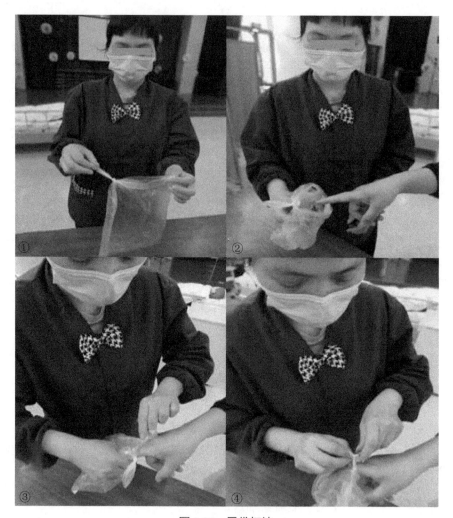

①   ②   ③   ④

图 2-35   尿袋打结

【注意事项】

（1）保鲜袋不宜扎得过紧，更换保鲜袋时适当放松 5 ～ 10 分钟，以免引起阴茎皮肤损伤或水肿。

（2）阴茎和阴囊如有水肿，应适当抬高，以减轻水肿。

六、转移照护

（一）协助老年人移向床头

照护目的：更换体位，促进舒适，预防皮肤压疮。

照护标准：老年人移向床头，体位舒适。

【准备工作】

（1）护理员准备：衣帽整洁、洗手、戴口罩。

（2）用物准备：枕头。

【操作流程】见图 2-36。

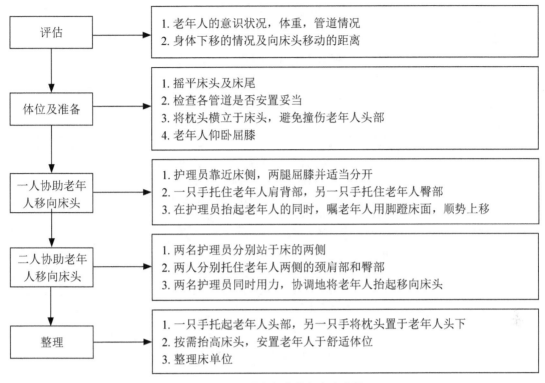

图 2-36　协助老年人移向床头流程

【注意事项】

（1）注意遵循节力原则，两名护理员的动作应协调统一。

（2）护理员移动老年人时应动作轻稳，避免拖、拉、拽动作，防止擦伤老年人皮肤及关节脱位。

（3）滑滑单适用于协助体型肥胖和体重大的老年人向床头移位，可节省护理人员体力。

（4）护理员做弯腰负重动作时，两腿前后分开，屈膝下蹲，这样可以降低重心，增加支撑面，使腰椎处于直立状态，防止腰椎间盘突出或腰肌劳损。

（二）翻身叩背

照护目的：更换体位，促进舒适，预防皮肤压疮和肺部并发症。

照护标准：翻身到位，叩背动作标准。

【准备工作】

（1）护理员准备：衣帽整洁、洗手、戴口罩。

（2）用物准备：软枕 2 个、三角枕 1 个、拍痰杯（图 2-37）。

【操作流程】详见图 2-38。

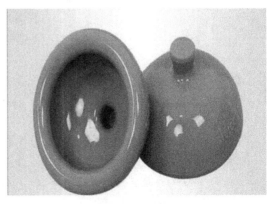

图 2-37　拍痰杯

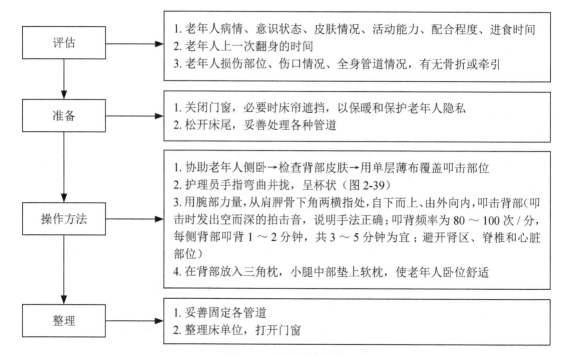

图 2-38　翻身叩背流程

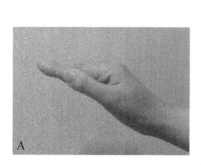
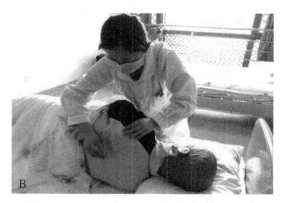

图 2-39　叩背

A. 叩背手法；B. 叩背姿势

【注意事项】

（1）卧床老年人应每 2 小时翻身 1 次，压疮高危风险老年人每小时翻身 1 次，极高危者每 30 分钟翻身 1 次。

（2）翻身叩背应在餐前 30 分钟和餐后 2 小时进行。

（3）一人翻身时，避免拖、拉、拽等动作，以免擦破老年人的皮肤、损伤肌肉或造成关节脱臼。

（4）老年人有肺癌、严重骨质疏松症、气胸、肋骨骨折、低血压等，禁止拍背叩击。

（三）床上体位转换

照护目的：更换体位，促进舒适，预防皮肤压疮。

照护标准：老年人体位变换，体位舒适。

【准备工作】

（1）护理员准备：衣帽整洁、洗手、戴口罩。

（2）用物准备：软枕、三角枕。

【操作流程】详见图 2-40。

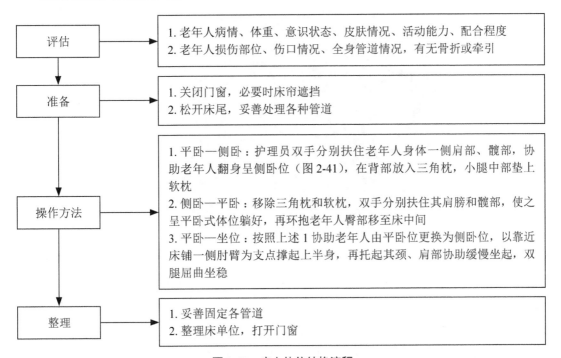

评估	→	1. 老年人病情、体重、意识状态、皮肤情况、活动能力、配合程度 2. 老年人损伤部位、伤口情况、全身管道情况，有无骨折或牵引
准备	→	1. 关闭门窗，必要时床帘遮挡 2. 松开床尾，妥善处理各种管道
操作方法	→	1. 平卧—侧卧：护理员双手分别扶住老年人身体一侧肩部、髋部，协助老年人翻身呈侧卧位（图 2-41），在背部放入三角枕，小腿中部垫上软枕 2. 侧卧—平卧：移除三角枕和软枕，双手分别扶住其肩膀和髋部，使之呈平卧式体位躺好，再环抱老年人臀部移至床中间 3. 平卧—坐位：按照上述 1 协助老年人由平卧位更换为侧卧位，以靠近床铺一侧肘臂为支点撑起上半身，再托起其颈、肩部协助缓慢坐起，双腿屈曲坐稳
整理	→	1. 妥善固定各管道 2. 整理床单位，打开门窗

图 2-40 床上体位转换流程

【注意事项】

（1）床上体位转换过程中护理员应动作轻稳，避免发生老年人坠床，摔伤。

（2）体位转换后应让老年人保持安全舒适的体位。

（四）床 - 椅转移

照护目的：满足老年人活动需求。

照护标准：老年人转移过程安全。

【准备工作】

（1）护理员准备：衣帽整洁、洗手、戴口罩。

（2）用物准备：轮椅（图 2-42）、毛毯。

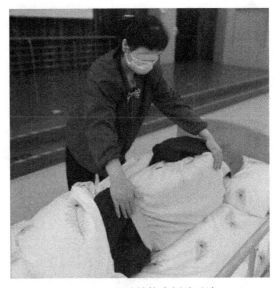

图 2-41 平卧转换为侧卧手法

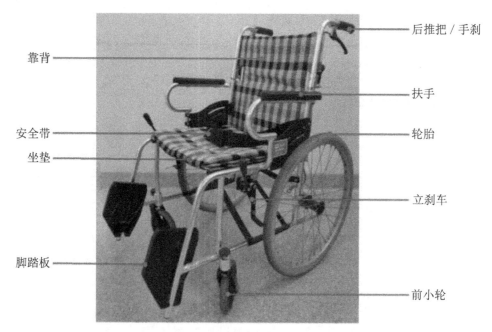

靠背

后推把 / 手刹

扶手

安全带

轮胎

坐垫

立刹车

脚踏板

前小轮

图 2-42　轮椅构造

【操作流程】详见图 2-43。

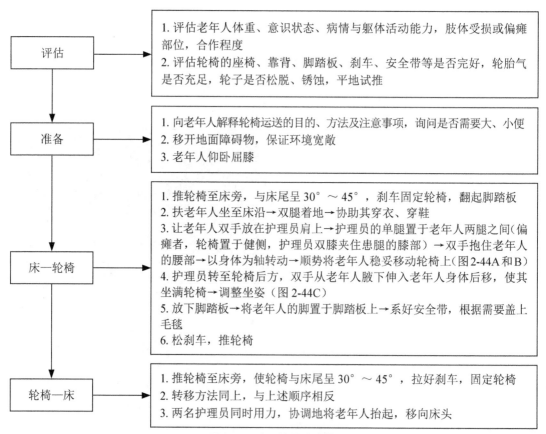

评估	1. 评估老年人体重、意识状态、病情与躯体活动能力，肢体受损或偏瘫部位，合作程度 2. 评估轮椅的座椅、靠背、脚踏板、刹车、安全带等是否完好，轮胎气是否充足，轮子是否松脱、锈蚀，平地试推
准备	1. 向老年人解释轮椅运送的目的、方法及注意事项，询问是否需要大、小便 2. 移开地面障碍物，保证环境宽敞 3. 老年人仰卧屈膝
床—轮椅	1. 推轮椅至床旁，与床尾呈 30°～45°，刹车固定轮椅，翻起脚踏板 2. 扶老年人坐至床沿→双腿着地→协助其穿衣、穿鞋 3. 让老年人双手放在护理员肩上→护理员的单腿置于老年人两腿之间（偏瘫者，轮椅置于健侧，护理员双膝夹住患腿的膝部）→双手抱住老年人的腰部→以身体为轴转动→顺势将老年人稳妥移动轮椅上（图 2-44A 和 B） 4. 护理员转至轮椅后方，双手从老年人腋下伸入老年人身体后移，使其坐满轮椅→调整坐姿（图 2-44C） 5. 放下脚踏板→将老年人的脚置于脚踏板上→系好安全带，根据需要盖上毛毯 6. 松刹车，推轮椅
轮椅—床	1. 推轮椅至床旁，使轮椅与床尾呈 30°～45°，拉好刹车，固定轮椅 2. 转移方法同上，与上述顺序相反 3. 两名护理员同时用力，协调地将老年人抬起，移向床头

图 2-43　床 - 椅转移流程

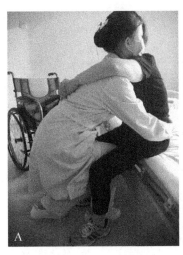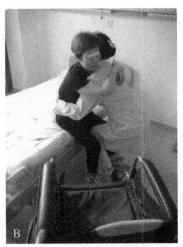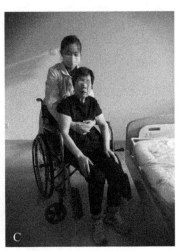

图 2-44　床 - 椅转移过程

A. 抱老年人床 - 椅转移姿势；B. 抱偏瘫老年人床 - 椅转移姿势；C. 调整老年人轮椅坐姿

【注意事项】

（1）操作过程中注意观察老年人的面部表情，询问老年人有无不适，保证老年人安全、舒适。

（2）护理员注意节力原则，搬动老年人时，双脚前后分开扩大支撑面，降低重心，尽量靠近老年人。

（3）老年人上、下轮椅时注意首先把脚踏板翻起，禁止踩脚踏板，以免轮椅向前倾倒，砸伤老年人。

（4）推老年人进出电梯或进出门时，嘱老年人肘部勿超过轮椅扶手，以免碰撞造成肘部损伤。

（五）轮椅使用

照护目的：转运行动不便的老年人。

照护标准：轮椅使用过程中，保证老年人安全舒适。

【准备工作】

（1）护理员准备：衣帽整洁、洗手、戴口罩。

（2）用物准备：轮椅、毛毯。

【操作流程】详见图 2-45 ～图 2-48。

【注意事项】

（1）定期检查轮椅功能，刹车是否完好、车胎是否充盈、脚踏板有无损坏，确保轮椅使用过程中性能完好。

（2）推轮椅过程中，注意路况，速度要均匀，不能忽快忽慢，突然改变方向，避免车体大的震荡，在变换方向过程中及时提醒老年人注意抓好扶手，以免老年人从轮椅中跌落倒地。

（3）老年人每次坐轮椅的时间不可过长，每隔 30 分钟护理员需协助老年人站立或左、右臀部轮流悬空变换体位，避免臀部长期受压。

（4）根据室外温度适当增加衣服、盖被或毛毯，以免老年人着凉。

（5）使用轮椅过程中，注意与老年人交流，事先向老年人说明前进的方向及注意事项，同时也要观察老年人面色，询问有无不适等。

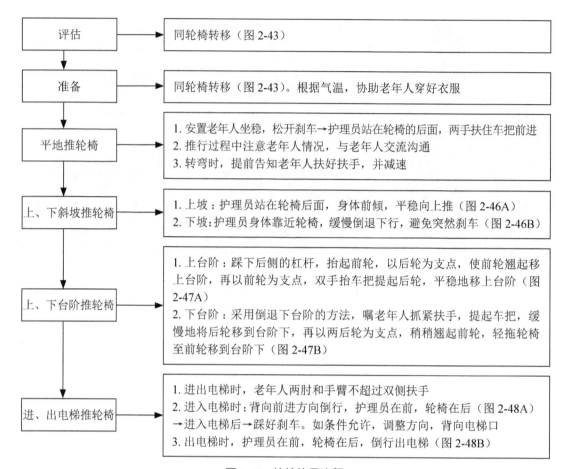

评估	→	同轮椅转移（图 2-43）
准备	→	同轮椅转移（图 2-43）。根据气温，协助老年人穿好衣服
平地推轮椅	→	1. 安置老年人坐稳，松开刹车→护理员站在轮椅的后面，两手扶住车把前进 2. 推行过程中注意老年人情况，与老年人交流沟通 3. 转弯时，提前告知老年人扶好扶手，并减速
上、下斜坡推轮椅	→	1. 上坡：护理员站在轮椅后面，身体前倾，平稳向上推（图 2-46A） 2. 下坡：护理员身体靠近轮椅，缓慢倒退下行，避免突然刹车（图 2-46B）
上、下台阶推轮椅	→	1. 上台阶：踩下后侧的杠杆，抬起前轮，以后轮为支点，使前轮翘起移上台阶，再以前轮为支点，双手抬车把提起后轮，平稳地移上台阶（图 2-47A） 2. 下台阶：采用倒退下台阶的方法，嘱老年人抓紧扶手，提起车把，缓慢地将后轮移到台阶下，再以两后轮为支点，稍稍翘起前轮，轻拖轮椅至前轮移到台阶下（图 2-47B）
进、出电梯推轮椅	→	1. 进出电梯时，老年人两肘和手臂不超过双侧扶手 2. 进入电梯时：背向前进方向倒行，护理员在前，轮椅在后（图 2-48A）→进入电梯后→踩好刹车。如条件允许，调整方向，背向电梯口 3. 出电梯时，护理员在前，轮椅在后，倒行出电梯（图 2-48B）

图 2-45　轮椅使用流程

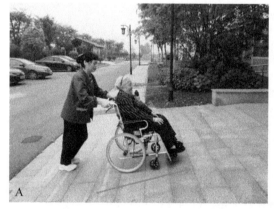
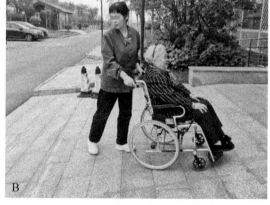

图 2-46　推轮椅上、下斜坡

A. 推轮椅上斜坡；B. 推轮椅下斜坡

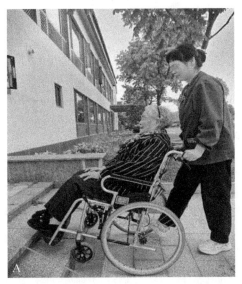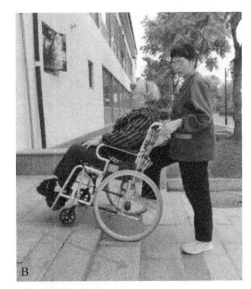

图 2-47　推轮椅上、下台阶

A. 上台阶；B. 下台阶

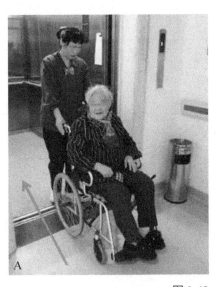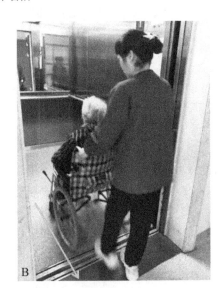

图 2-48　推轮椅进、出电梯

A. 进电梯；B. 出电梯

（六）平车搬运

照护目的：转移老年人。

照护标准：老年人转移过程安全。

【准备工作】

（1）护理员准备：衣帽整洁、洗手、戴口罩。

（2）用物准备：平车（图 2-49）、床单、毛毯或被子、一次性中单等。

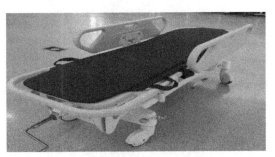

图 2-49　平车

【操作流程】详见图 2-50。

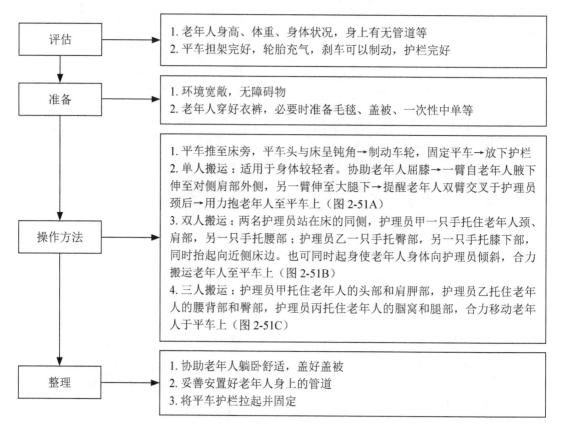

图 2-50 平车搬运流程

【注意事项】

（1）使用平车前首先检查平车刹车等性能是否完好。

（2）搬运前先固定平车，搬运时注意动作轻稳，协调一致。

（3）推车时护理员站在老年人的头侧，平稳前进，确保老年人安全舒适；上、下坡时，老年人头部在高处一端。

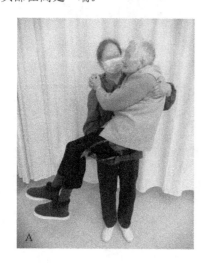

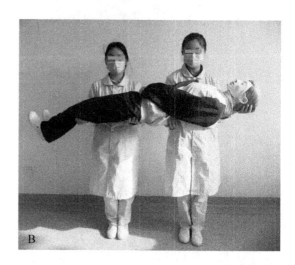

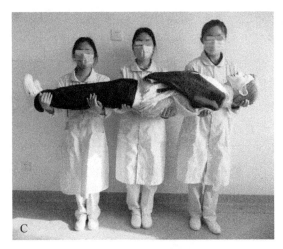

图 2-51　搬运法

A. 单人搬运法；B. 双人搬运法；C. 三人搬运法

七、行走照护

（一）手杖使用

照护目的：辅助老年人保持身体平衡，辅助避让行动途中的障碍物及危险，保证行动安全。

照护标准：老年人能掌握使用手杖的正确方法。

【准备工作】

（1）护理员准备：衣帽整洁、洗手、戴口罩。

（2）用物准备：选择适合老年人的手杖类型，包括单脚手杖（图 2-52A）、三脚手杖（图 2-52B）、四脚手杖（图 2-52C）。

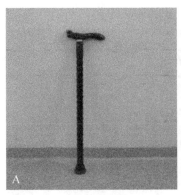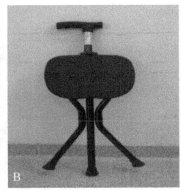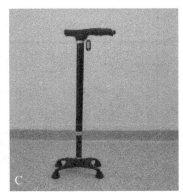

图 2-52　手杖

A. 单脚手杖；B. 三脚手杖；C. 四脚手杖

【操作流程】详见图 2-53。

【注意事项】

（1）无论向哪一个方向移动，都要先移动手杖，调整好重心后再移动脚步。

（2）手杖与老年人行走的步调要协调，如没有完全适应手杖，需要有护理员或其家属陪伴。

（3）道路不平整的情况下，不宜使用手杖，最好使用轮椅。

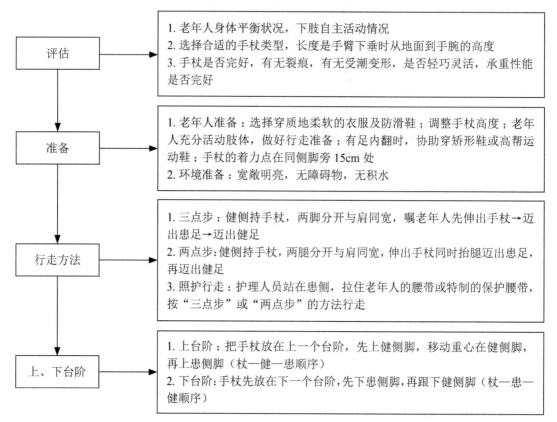

评估	1. 老年人身体平衡状况，下肢自主活动情况 2. 选择合适的手杖类型，长度是手臂下垂时从地面到手腕的高度 3. 手杖是否完好，有无裂痕，有无受潮变形，是否轻巧灵活，承重性能是否完好
准备	1. 老年人准备：选择穿质地柔软的衣服及防滑鞋；调整手杖高度；老年人充分活动肢体，做好行走准备；有足内翻时，协助穿矫形鞋或高帮运动鞋；手杖的着力点在同侧脚旁15cm处 2. 环境准备：宽敞明亮，无障碍物，无积水
行走方法	1. 三点步：健侧持手杖，两脚分开与肩同宽，嘱老年人先伸出手杖→迈出患足→迈出健足 2. 两点步：健侧持手杖，两腿分开与肩同宽，伸出手杖同时抬腿迈出患足，再迈出健足 3. 照护行走：护理人员站在患侧，拉住老年人的腰带或特制的保护腰带，按"三点步"或"两点步"的方法行走
上、下台阶	1. 上台阶：把手杖放在上一个台阶，先上健侧脚，移动重心在健侧脚，再上患侧脚（杖—健—患顺序） 2. 下台阶：手杖先放在下一个台阶，先下患侧脚，再跟下健侧脚（杖—患—健顺序）

图 2-53　手杖使用流程

（二）拐杖使用

照护目的：满足老年人活动需求，保证行动安全。

照护标准：老年人能正确使用拐杖。

【准备工作】

（1）护理员准备：衣帽整洁、洗手、戴口罩。

（2）用物准备：拐杖，也称腋杖（图2-54）。

【操作流程】详见图2-55。

【注意事项】

（1）初次使用时可能因不适应而引起肩部或腋窝疼痛，应帮助老年人寻找合适的支托长度，以免摩擦腋窝而导致皮肤和神经损害。

（2）老年人使用拐杖在没有达到熟练之前，须有专人监护，以防跌倒。

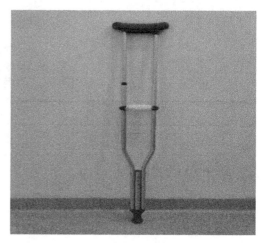

图 2-54　拐杖

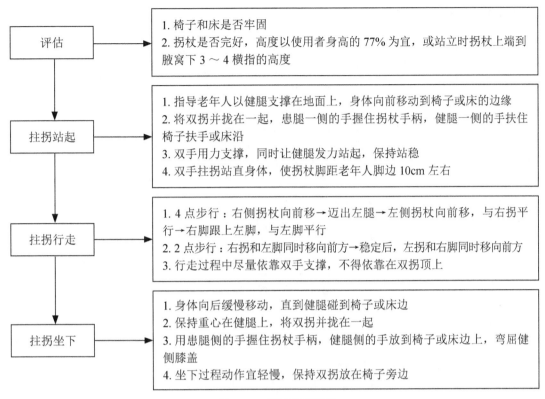

评估	→	1. 椅子和床是否牢固 2. 拐杖是否完好，高度以使用者身高的 77% 为宜，或站立时拐杖上端到腋窝下 3～4 横指的高度
挂拐站起	→	1. 指导老年人以健腿支撑在地面上，身体向前移动到椅子或床的边缘 2. 将双拐并拢在一起，患腿一侧的手握住拐杖手柄，健腿一侧的手扶住椅子扶手或床沿 3. 双手用力支撑，同时让健腿发力站起，保持站稳 4. 双手挂拐站直身体，使拐杖脚距老年人脚边 10cm 左右
挂拐行走	→	1. 4 点步行：右侧拐杖向前移→迈出左腿→左侧拐杖向前移，与右拐平行→右脚跟上左脚，与左脚平行 2. 2 点步行：右拐和左脚同时移向前方→稳定后，左拐和右脚同时移向前方 3. 行走过程中尽量依靠双手支撑，不得依靠在双拐顶上
挂拐坐下	→	1. 身体向后缓慢移动，直到健腿碰到椅子或床边 2. 保持重心在健腿上，将双拐并拢在一起 3. 用患腿侧的手握住拐杖手柄，健腿侧的手放到椅子或床边上，弯屈健侧膝盖 4. 坐下过程动作宜轻慢，保持双拐放在椅子旁边

图 2-55　拐杖使用流程

（三）步行器的使用

照护目的：满足老年人活动需求。

照护标准：老年人能正确使用步行器。

【准备工作】

（1）护理员准备：衣帽整洁、洗手、戴口罩。

（2）用物准备：步行器，其类型包括无轮步行器（图 2-56A）、两轮步行器（图 2-56B）、四轮步行器（图 2-56C）。

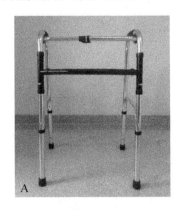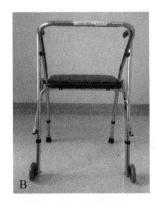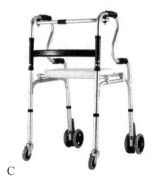

图 2-56　步行器

A. 无轮步行器；B. 两轮步行器；C. 四轮步行器

【操作流程】详见图 2-57。

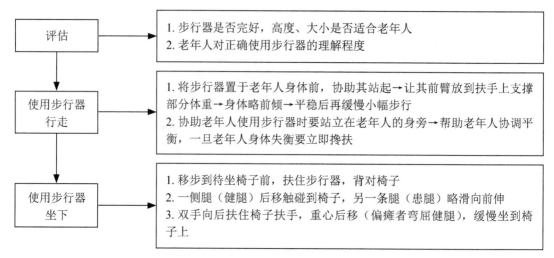

图 2-57　步行器使用流程

【注意事项】

（1）使用步行器的前提是老年人要有较好的视力、判断力和臂力，在使用步行器时避免发生危险，且在行走时不得穿拖鞋。

（2）行走前应检查步行器的脚底衬垫是否老化磨损，检查步行器的四个脚是否同样高度，能否放平稳，发现问题及时更换。

（3）不要在不平的地面使用步行器，以免跌倒。

（4）使用四轮步行器时，避免身体过度前倾向前推，以免步行器的轮子会向前滚动，导致老年人失衡跌倒。

（5）步行器每次移动为老年人正常行走 1 步的距离；可用步行器上、下一两个台阶，但不得使用步行器上、下楼梯。

（6）使用步行器时不得倚靠在步行器上，以免因老年人身体推动步行器失去平衡而跌倒。

（四）上、下楼梯照护

照护目的：满足老年人活动需求。

照护标准：老年人上、下楼梯过程安全。

【准备工作】

（1）护理员准备：衣帽整洁、洗手、戴口罩。

（2）用物准备：老年人的衣服、鞋帽。

【操作流程】详见图 2-58。

【注意事项】

（1）身体残疾的老年人下楼梯时，照护者应在侧下方陪同扶持。

（2）协助老年人上楼梯时，使其身体重心略向前倾，下楼梯时身体重心略向后仰，动作缓、平、稳。

（3）在老年人能自行扶栏杆上、下楼梯的情况下，照护者最好不接触老年人的肢体，但随时做好扶住老年人的准备。

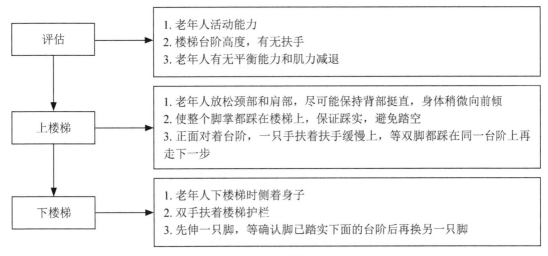

图 2-58　上、下楼梯照护流程

八、床铺整理

（一）铺备用床（图 2-59 A）/ 暂空床（图 2-59B）

照护目的：铺备用床时，铺好洁净的床单位，准备接收老年人；铺暂空床时，为暂时离床的老年人，整理床单位，保持整洁。

照护标准：床单位整齐，美观，平整，无褶皱。

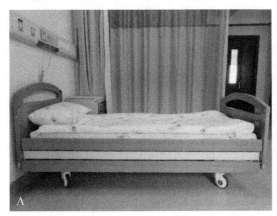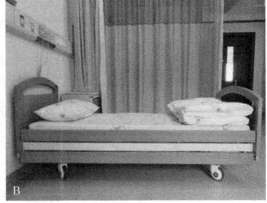

图 2-59　备用床 / 暂空床

A. 备用床；B. 暂空床

【准备工作】

（1）护理员准备：衣帽整洁、洗手、戴口罩。

（2）用物准备：床单、被套、枕套、枕芯、棉絮、一次性中单。

【操作流程】详见图 2-60。

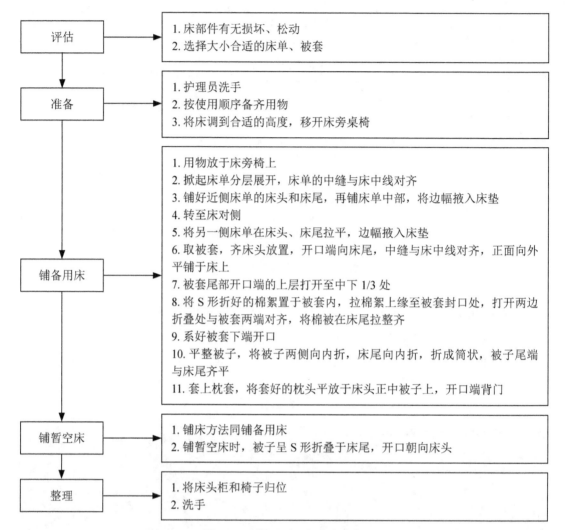

图 2-60　铺备用床 / 暂空床流程

【注意事项】

（1）操作时注意节力原则。

（2）避免在老年人进餐的时间铺床，尽量减少灰尘对环境的污染。

（二）整理床单位

照护目的：扫除床上碎屑，保持床单位整洁。

照护标准：床单位整齐、美观、平整，无褶皱、无杂物碎屑。

【准备工作】

（1）护理员准备：衣帽整洁、洗手、戴口罩。

（2）用物准备：床刷、床刷套，必要时备清洁的床单、衣裤。

【操作流程】详见图 2-61。

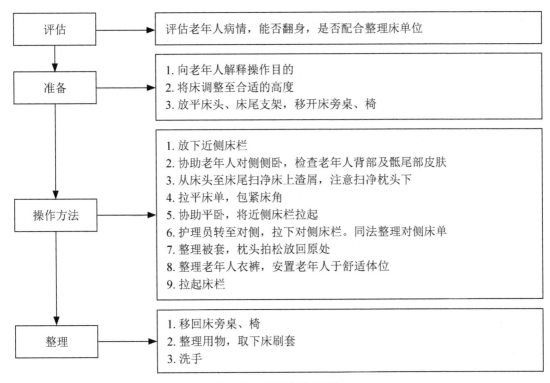

图 2-61 整理床单位流程

【注意事项】

（1）能起床的老年人，协助其离床，最好暂时离开房间。

（2）在确保安全的前提下，鼓励老年人自行整理床单位，保持整洁。

（3）避免在老年人用餐和活动时进行；治疗、进食 30 分钟前停止铺床活动。

（4）扫床时，每扫一刷应重叠上一刷的 1/3，应避免遗漏床单上的灰尘、杂物。

（5）遵从节力原则，避免拖、拉、拽等动作，嘱老年人拉好床栏，避免坠床。

（6）注意保暖，预防受凉；不可过多暴露老年人的身体，注意保护隐私。

（三）卧床老年人更换床单位

照护目的：为卧床老年人更换污脏的床单位，保持清洁。

照护标准：床单位整齐、美观、平整、清洁。

【准备工作】

（1）护理员准备：衣帽整洁、洗手、戴口罩。

（2）用物准备：床单、被套、枕套、一次性中单等。

【操作流程】详见图 2-62。

【注意事项】

（1）枕套、被套、床单至少每周更换 1 次，被尿、大便、呕吐物等污染时，应及时更换。

（2）协助老年人翻身侧卧时，防止坠床，一定要将对侧床栏拉起。

（3）更换被套时，应避免遮住老年人口鼻。

（4）更换床单位的过程中，注意保持老年人各管道在位通畅，避免牵拉、脱落或折叠；更换完毕，再次检查管道是否折叠或压在皮肤下方。

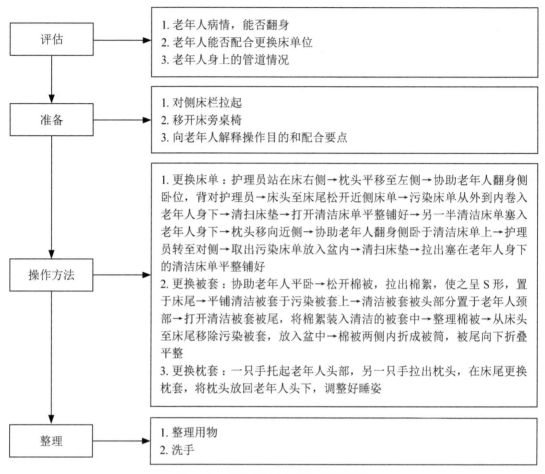

图 2-62　卧位老年人更换床单位流程

第三节　医疗照护

一、观察要点

（一）一般情况观察

1. 意识　观察老年人对时间、地点、人物、环境的判断。正常情况下意识清晰、思维敏捷、回答问题正确。当老年人无法正确回答问题、判断周围环境时即为意识障碍，需要及时向主管护士汇报。

2. 皮肤　正常情况下皮肤色泽红润、温暖、有弹性，对冷热、压力、触摸感觉正常。老年人皮肤可表现为松弛、干燥、皱纹等，皮肤抵抗力降低。因此，应注意观察老年人皮肤有无瘙痒、皮疹、皲裂等，对于长期卧床者注意受压部位的皮肤是否有充血发红、破溃等。

3. 指（趾）甲　正常指（趾）甲甲床色泽红润，富有光泽，外观呈椭圆形；当出现缺氧时，甲床呈暗红色或紫色；老年人指（趾）甲因毛细血管硬化、供血不足而使甲床变薄变脆，失去光泽呈浑浊状；当有甲癣（真菌性疾病）时，甲床出现灰指（趾）甲。

4. 出入量　正常出入量为 1500 ～ 2500ml/d。入量包括经口进入的饮水量、食物中的含水量、鼻饲液量，静脉输液量等；出量包括汗液、尿量、粪便中的液体量、呕吐量、引流量、失血量等。其记录方法及基本要求如下。

（1）出入量可记录在出入量记录单上，以毫升（ml）为单位，日间（晨 7：00 至晚19：00）使用蓝笔记录；夜间（晚 19：00 至次晨 7：00）使用红笔记录。

（2）出入量一般分别于 12 小时、24 小时总结 1 次。

（3）及时准确记录，老年人饮水容器应为固定并带有刻度的容器，以方便记录；凡是固体食物记录其单位数目，必要时记录固体食物含水量。

（4）特殊老年人（有尿失禁或其他病理原因的）采取接尿器、导尿管留置等方法，定时使用量杯测量。

5. 大便　正常人排便每天 1 ～ 3 次，或每 2 ～ 3 天 1 次，平均量每次 150 ～ 200g，为黄色成形软便。如果每天排便次数多于平日习惯的次数，粪质稀薄，为腹泻；如果排便次数小于平日习惯的次数，或者 1 周少于 3 次，伴有排便困难、大便干结为便秘，需要在护士指导下及时处理。

6. 小便　正常人尿量为每次 200 ～ 400ml，24 小时尿量为 1000 ～ 2000ml。白天排尿 3 ～ 5 次，夜间 0 ～ 1 次。尿液呈淡黄色、透明状，无浑浊和沉淀。夜尿次数过多时及时向护士汇报。

（二）日常生活能力观察

1. 进食　指老年人用合适的餐具将食物由容器送到口中，包括用筷子、勺子或叉子取食物、对碗／碟的把持、咀嚼、吞咽等过程。需要观察老年人是否可以独立进食，是否需要协助。

2. 翻身　指老年人自主进行变换卧位的能力，观察老年人能否独立完成翻身，是否需要协助。

3. 穿脱　是指老年人穿脱衣服、系扣子、拉拉链、穿脱鞋袜、系鞋带等。需要观察老年人能否独立完成穿衣活动，是否需要协助。

4. 洗漱　包括洗脸、刷牙、梳头、刮胡须等。观察老年人能否可以独立完成，是否需要他人帮助。

5. 如厕　包括擦净排便部位、整理衣裤、冲水等。观察老年人是否可以独立完成如厕，是否需要协助。

6. 洗澡　观察老年人在准备好洗澡水后，是否可以自己独立完成洗澡，是否在洗澡过程中需要他人帮助。

7. 行走　观察老年人能否可以独立平地行走 45m，是否需要他人搀扶，或者使用拐杖、助行器等辅助用具。

8. 上、下楼梯　观察老年人能否可以独立上、下楼梯，是否需要扶楼梯扶手、他人搀扶，或使用拐杖等。

（三）不舒适症状观察

1. 疼痛　是一种令人不快的感觉和情绪上的感受，是机体对有害刺激的一种保护性防御反应。观察老年人出现疼痛的部位如胸痛、头痛、关节痛、腹痛等伴随症状、疼痛时间、疼痛性质、疼痛程度，及时通知主管护士。

2. 咳喘　哮喘一般都是由于支气管出现了痉挛而产生的一种呼气性呼吸困难。咳嗽是一种保护性反射动作，借以清除呼吸道分泌物或气道内异物，在防御呼吸道感染方面起着重要作用。

及时观察老年人咳嗽、咳痰的变化及相关伴随症状，观察老年人有无胸闷、憋气、气短，是否呼吸急促、费力，测量呼吸次数（正常呼吸次数为 16 ～ 20 次 / 分）；记录咳嗽时间、音色、频率等，记录痰液性状、颜色、量等情况，及时通知护士或医师。

3. 睡眠障碍　老年人睡眠时间正常为 6 ～ 7 小时，注意观察睡眠时间，有无入睡困难、觉醒次数增加、早醒等失眠情况，嗜睡或昼睡夜醒等。

4. 发热　正常人腋下温度为 36 ～ 37℃，体温超过正常为发热。以口腔温度为准，发热程度可划分为：低热 37.3 ～ 38.0℃；中等热 38.1 ～ 39.0℃；高热 39.1 ～ 41.0℃；超高热在 41.0℃ 以上。对不能配合执行口腔温度测量的老年人可以采取红外线额温计测量，额温测量体温大于 37.3℃ 者，再用水银体温计复测腋下温度。

二、睡眠照护

睡眠是老年人获得健康的必要因素，大多数老年人每天睡眠 6 ～ 7 小时，加上 0.5 ～ 1 小时午间睡眠休息，就可以满足老年人机体的生理需要。

（一）环境

根据老年人的生活习惯和要求关闭门窗，保持环境安静，不要有噪声，调节室内温度，夏季最适宜的温度为 25 ～ 28℃、冬季为 18 ～ 22℃，相对湿度在 60% 左右。

（二）睡眠障碍照护

老年人常见的睡眠障碍为失眠，表现为入睡困难、入睡时间延长、夜间易醒、醒后再入睡困难、夜间睡眠断断续续、早醒、白天过度睡眠。要注意老年人白天过度睡眠是否与慢性疾病、早醒、夜间打鼾、严重抑郁有关，及时发现异常情况。对有睡眠障碍老年人的照护措施如下。

1. 创建良好的睡眠环境　尽可能根据老年人的睡眠习惯，创造清洁、通风、安静、温湿度适宜、光线幽暗、没有噪声的良好睡眠环境。值班人员可以将多人合住房间内床位之间用帘子拉起，调暗房间灯光；有计划地安排好工作，尽量减少打扰老年人睡眠的情况，做到走路轻、开、关房门动作轻，巡视房间使用手电筒，手电筒光源不要直接对着老年人，并尽量减少夜间交谈，以降低环境对老年人睡眠的影响。

2. 增进舒适

（1）保持床铺的清洁、干燥

1）根据老年人习惯铺好被子，调节枕头高低，枕头舒适的高度一般为 6 ～ 9cm。

2）根据季节及或老年人习惯增减盖被，如果使用热水袋，在老年人入睡前将热水袋取出，以防发生意外。

（2）保持老年人身体清洁、舒适

1）清洁口腔：评估老年人自理能力，能自理者，指导老年人完成刷牙；对不能自理者，护理员协助其完成刷牙；有义齿者，取下义齿，使用牙刷清洁干净，泡在冷开水中，第二天再使用。

2）用温水洗脸、洗手、洗脚、清洗会阴部；老年人双脚发凉时，可用热水泡脚，以确保老年人身体温暖、清洁和舒适。

3. 协助老年人建立良好的睡眠习惯

（1）养成规律的作息习惯：尽可能定时就寝和起床，养成规律的睡眠形态。

（2）培养良好的睡眠卫生习惯：卧室及床只做睡眠用，不要在床上看报纸、电视、小说等；不要在床上思考问题，睡前排空大、小便，有睡意了再上床。

（3）促进入睡的活动：如睡前热水浴；白天打太极拳、做适度运动，但不要在睡前做剧烈运动。教给老年人放松的方法来改善失眠状况。

4. 避免摄入影响睡眠的饮料和食物　避免就寝前饱餐，或饮用咖啡、茶等含咖啡因的饮品，避免饮酒。

5. 用催眠药的老年人　严重失眠者需要遵医嘱服用催眠药，配合护士落实对催眠药的管理，观察服药后老年人的睡眠情况，提供必要的协助，预防夜间起床如厕发生跌倒等不良事件。

6. 合适的体位与姿势　保持良好的睡眠姿势，根据老年人的习惯，协助老年人采取舒适的体位；对不能自己翻身的老年人，要定期巡视，协助每 2 小时翻身 1 次，落实交接班，预防压疮。

三、热应用照护

（一）相关知识

1. 目的　保暖、促进浅表炎症的消散和局限、减轻疼痛、缓解深部组织充血。

2. 种类　热应用包括干热和湿热两种类型。干热包括使用热水袋、红外线灯、烤灯等；湿热包括热湿敷、热水坐浴、局部浸泡。

3. 禁忌证和禁忌部位

（1）急腹症未确诊前：用热可减轻疼痛，从而掩盖病情真相而贻误诊断和治疗。

（2）面部危险三角区感染：该处血管丰富，面部静脉无静脉瓣，且与颅内海绵窦相通，用热可使该处血流量增多，导致细菌和毒素进入血液循环，促进炎症扩散，造成颅内感染或败血症。

（3）软组织损伤 48 小时内：用热可促使局部血管扩张，通透性增高，加重皮下出血和肿胀，从而加重疼痛。

（4）细菌性结膜炎：用热使局部温度增高，有利于细菌繁殖和分泌物增多而加重眼病。

（5）出血性疾病：用热会加重出血倾向。

（6）感觉功能障碍及意识不清的患者。

（7）金属移植部位：因金属是热的良好导体，用热易造成烫伤。

（二）热应用技术

1. 热水袋使用

【准备工作】

（1）护理员准备：衣帽整洁、洗手、戴口罩。

（2）物品准备：热水袋 1 只、热水 1 壶、水温计 1 支、干毛巾、布套。

【操作流程】详见图 2-63。

【注意事项】

（1）老年人使用热水袋，水温调节至 50℃ 以内，并在热水袋外面多包一块大毛巾，或将热水袋放置在两层毛毯之间，使热水袋不直接接触老年人皮肤，以防烫伤。

（2）同一部位使用时间不超过 30 分钟，以防烫伤。

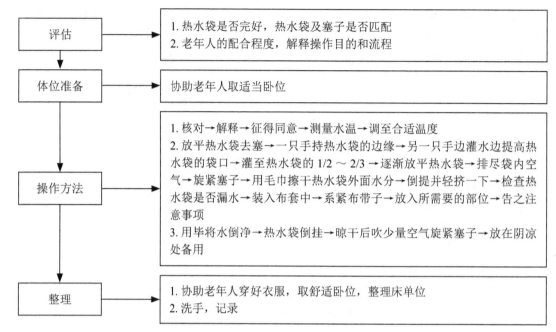

图 2-63 热水袋使用流程

（3）使用中注意观察用热部位皮肤的颜色，如发现皮肤潮红，应立即停止使用，并局部涂凡士林以保护皮肤。

（4）需保持热水袋的一定温度，应根据情况及时更换热水。

（5）严格落实交接班和巡视检查制度、检查用热情况及老年人主诉和局部皮肤情况，向老年人做好宣教，不得自行调节热水袋水温。

2. 热湿敷

【准备工作】

（1）护理员准备：衣帽整洁、洗手、戴口罩。

（2）用物准备：治疗盘 1 个，内盛小盆热水（水温 50~60℃）、热水 1 壶、水温计 1 支，敷布 2 块，塑料纸 1 块（略大于敷布），镊子 2 把，凡士林，纱布，棉签，棉垫，1 次性使用床垫，大毛巾、热水袋各 2 个。

【操作流程】详见图 2-64。

【注意事项】

（1）注意观察热敷部位皮肤状况，尤其是危重老年人使用时须防止烫伤。

（2）热敷后 30 分钟方能外出，以防受凉。

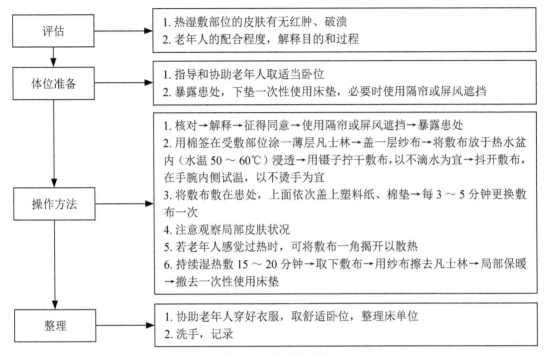

图 2-64　热湿敷流程

3. 热水坐浴

【准备工作】

（1）护理员准备：衣帽整洁、洗手、戴口罩。

（2）物品准备：消毒坐浴盆、盆内盛 40~45℃ 的温开水、坐浴椅、水温计、热水壶、药液（根据医嘱）、无菌纱布、毛巾。

【操作流程】详见图 2-65。

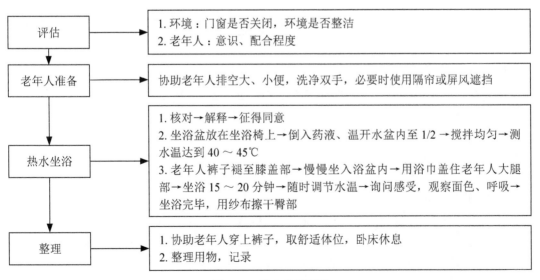

图 2-65　热水坐浴流程

【注意事项】

（1）在老年人坐浴过程中，应随时观察老年人的面色及脉搏有无异常，告知老年人如有头晕、乏力等不适，应立即停止坐浴，扶老年人到床上休息。

（2）注意安全，防止老年人发生跌倒意外，护理员应在旁陪护。

（3）坐浴过程中添加热水时应嘱老年人将臀部偏离坐浴盆，防止烫伤。冬天应注意室温，并为老年人保暖，避免受凉。

4.局部浸泡

【准备工作】

（1）护理员准备：衣帽整洁、洗手、戴口罩。

（2）物品准备：无菌镊子、消毒浸泡盆、水温计、热水壶、药液（根据医嘱）、无菌纱布、毛巾。

【操作流程】详见图2-66。

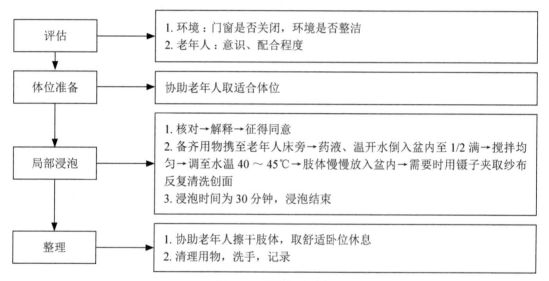

图2-66　局部浸泡流程

【注意事项】

（1）在老年人浸泡过程中，应随时观察老年人的面色及脉搏有无异常，告知老年人如有头晕，乏力等不适，应立即停止浸泡，扶老年人在床上休息。

（2）注意安全，要防止老年人发生烫伤意外，护理员应在旁陪护。

四、冷应用照护

（一）相关知识

1.目的　降温；减轻局部充血或出血；减轻疼痛；防止炎症扩散。

2.种类　冷应用包括局部用冷和全身用冷两种类型。局部用冷包括冰袋、冰囊和化学制冷袋，其中以冰袋最为常用；全身用冷包括温水擦浴、酒精擦浴等。

3.禁忌证和禁忌部位

（1）局部血液循环明显不良时。

（2）慢性炎症或者深部有化脓性病灶。

（3）对冷过敏、心脏病、昏迷、感觉异常及体质虚弱者应慎用。

（4）禁忌部位有枕后、耳郭、阴囊、心前区、腹部及足底。

（二）冷应用技术

1. 冰袋使用

【准备工作】

（1）护理员准备：衣帽整洁、洗手、戴口罩。

（2）物品准备：冰袋、布袋、毛巾。

【操作流程】详见图 2-67。

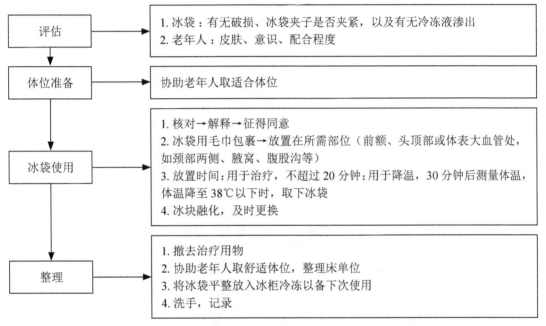

评估	→	1. 冰袋：有无破损、冰袋夹子是否夹紧，以及有无冷冻液渗出 2. 老年人：皮肤、意识、配合程度
体位准备	→	协助老年人取适合体位
冰袋使用	→	1. 核对→解释→征得同意 2. 冰袋用毛巾包裹→放置在所需部位（前额、头顶部或体表大血管处，如颈部两侧、腋窝、腹股沟等） 3. 放置时间：用于治疗，不超过 20 分钟；用于降温，30 分钟后测量体温，体温降至 38℃以下时，取下冰袋 4. 冰块融化，及时更换
整理	→	1. 撤去治疗用物 2. 协助老年人取舒适体位，整理床单位 3. 将冰袋平整放入冰柜冷冻以备下次使用 4. 洗手，记录

图 2-67　冰袋使用流程

【注意事项】

（1）使用冰袋过程中了解老年人的感觉，注意观察用冷部位的血液循环，如出现皮肤苍白、青紫时，应立即停止用冷，防止出现冻伤。

（2）每次冷敷时间一般 20 分钟为宜，如需长时间冷敷，中间休息 1 小时后再使用。

（3）不可在胸部心前区做冷敷，以免诱发心绞痛发作。皮肤破溃部位禁止冷敷。

（4）高热降温时，冰袋放在前额、头顶部或者体表大血管处，如颈部两侧、腋窝、腹股沟等处。30 分钟后测量体温，当体温降至 38℃以下时，取下冰袋。

（5）注意随时观察冰袋有无漏水，当冰块融化后及时更换。

2. 温水擦浴

【准备工作】

（1）护理员准备：衣帽整洁、洗手、戴口罩。

（2）用物准备：水盆内盛热水 1/2 ～ 2/3 满（温度 35℃左右）、小毛巾两条、大毛巾、便器、衣裤 1 套。

【操作流程】详见图 2-68。

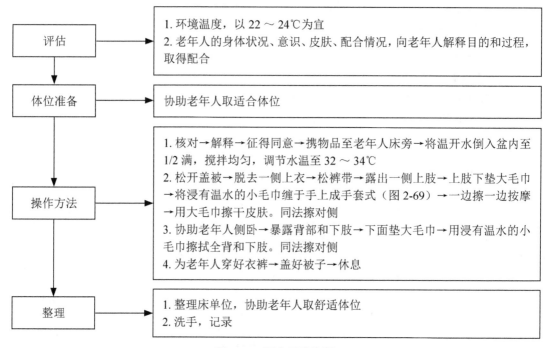

评估	→	1. 环境温度，以 22 ～ 24℃为宜 2. 老年人的身体状况、意识、皮肤、配合情况，向老年人解释目的和过程，取得配合
体位准备	→	协助老年人取适合体位
操作方法	→	1. 核对→解释→征得同意→携物品至老年人床旁→将温开水倒入盆内至 1/2 满，搅拌均匀，调节水温至 32 ～ 34℃ 2. 松开盖被→脱去一侧上衣→松裤带→露出一侧上肢→上肢下垫大毛巾→将浸有温水的小毛巾缠于手上成手套式（图 2-69）→一边擦一边按摩→用大毛巾擦干皮肤。同法擦对侧 3. 协助老年人侧卧→暴露背部和下肢→下面垫大毛巾→用浸有温水的小毛巾擦拭全背和下肢。同法擦对侧 4. 为老年人穿好衣裤→盖好被子→休息
整理	→	1. 整理床单位，协助老年人取舒适体位 2. 洗手，记录

图 2-68　温水擦浴流程

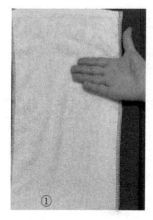
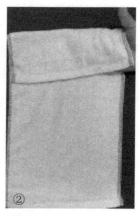
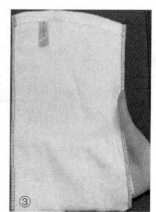
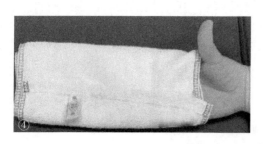
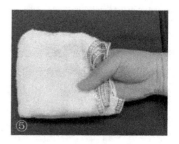

图 2-69　毛巾套手

【注意事项】

（1）擦浴过程中注意观察病情及全身皮肤情况，如出现寒战、面色苍白、脉速等，应立即停止操作。

（2）擦腋下、掌心、腹股沟、肘窝等部位时，应稍增加力量，擦浴时间要延长，以达到降低体温的作用。

（3）照护过程中，注意妥善固定各种管道，避免滑脱、扭曲、折叠等。

五、用药照护

（一）给药相关知识

1. 给药目的　协助医务人员为老年人用药，以达到减轻不适、维持生理功能和治疗疾病的目的。

2. 药物种类

（1）内服药：片剂、散剂、胶囊、溶液等。

（2）外用药：洗剂、搽剂、粉剂、滴剂、栓剂、酊剂、软膏等。

（3）注射剂：溶液、油剂、结晶剂、粉剂、混悬剂等。

（4）其他：喷雾剂、粘贴敷剂、胰岛素泵等。

3. 给药途径　根据用药目的不同，给药途径也不同，常用的给药途径有消化道给药（口服、舌下给药、直肠给药）、注射给药（肌内注射、皮下注射、静脉注射、动脉注射，注射给药由护士完成）、呼吸道吸入给药、皮肤黏膜给药。

4. 给药注意事项

（1）护理员必须在护士指导下协助老年人用药。

（2）熟悉老年人常用药物的作用、不良反应和过敏反应，了解老年人的健康状况，用药过程中如有疑问，及时与医护人员沟通，不可盲目执行，也不可自作主张擅自更改医嘱。

（3）掌握药物的正确用法、用药剂量及用药途径、用药的间隔时间；在医护人员指导下及时正确地协助老年人用药，观察用药后效果及是否有不良反应。

（二）给药照护

1. 口服给药

（1）协助护士观察老年人服药后药物是否在口腔内或舌下，以及有无吐出等异常情况。

（2）如老年人需要服用几种水剂药物，每次服完一种药剂后，需洗净量杯，再服用另一种药剂。取用药剂后应将瓶口用清洁的湿巾擦净，放回原处。

（3）生活自理能力障碍的老年人应喂服，使用鼻饲的老年人需将药物研细，用水溶解后从胃管注入，注药前后均应注入适量温开水。

（4）注意观察服药后是否有恶心、呕吐等不良反应，或者当老年人提出疑问时，应虚心听取，并向医务人员汇报。

（5）口服药宜用 40 ～ 45℃温开水送服，不能用茶、牛奶、果汁代替。

2. 皮肤给药

（1）在护士指导下完成皮肤给药，注意观察局部皮肤有无红肿等现象。

（2）在洗澡、更换衣服等照护中，避免清洗、摩擦用药部位，以免影响疗效。

（3）保护用药部位，避免药物沾染被服。

3. 氧气雾化吸入

（1）雾化前帮助老年人取适当卧位，清洁口腔。

（2）雾化过程中协助老年人紧闭口唇，如有咳嗽剧烈、呼吸困难等现象立即汇报护士进行处理。

（3）雾化后擦净面部，根据老年人情况协助其翻身、拍背，指导其有效咳嗽，以增加疗效。

4. 滴眼药术

（1）滴眼前清洁眼部分泌物，协助老年人取合适体位。

（2）滴眼过程中安抚老年人，协助护士用药。

（3）滴眼后协助老年人取舒适卧位，避免揉眼睛。

5. 滴鼻药术

（1）滴鼻前清洁鼻孔，必要时剪鼻毛，协助老年人取合适体位。

（2）滴入药液过程中协助轻捏鼻翼或嘱老年人头部略向两侧轻轻摇动，使药液均匀分布，充分发挥作用。

（3）滴入药液后，帮老年人取合适体位，避免立即坐起或站立。

6. 滴耳药术

（1）滴耳前清洁外耳道，帮助老年人取合适体位。

（2）滴耳过程中协助护士固定老年人的头部，以防老年人头部转动，滴管不慎插入耳道而造成损伤。

（3）滴耳后协助老年人取合适体位，以保证药物疗效。

六、安全照护

（一）约束带使用照护

1. 使用前帮助老年人取合适体位，固定老年人肢体，协助护士使用约束带。

2. 使用过程中护理员应安抚老年人，加强巡视；松解约束带期间，加强看护，防止发生坠床、跌倒等意外。

3. 使用后帮助老年人取舒适卧位，约束局部如有肿胀、皮肤破溃、疼痛等异常情况要及时向护士汇报。

（二）预防意外拔管

1. 加强与老年人的沟通，采取有效的沟通方式，如通过手势、纸笔等交谈，使其理解管道的重要性，争取老年人的合作。

2. 协助护士对有拔管倾向或危险的老年人，进行双上肢适当约束。

3. 在翻身、更换被服、洗澡等照护过程中，避免牵拉导致管道滑脱。

4. 维持管道固定，加强巡视、交接班，检查管道是否出现松动、滑脱、扭曲、受压等。

5. 对外出或下床活动的老年人，应保持管道连接口衔接牢固，并注意避免牵拉。

6. 发现老年人意外拔管时，应立即汇报医护人员。

（三）预防烫伤

1. 环境　开水间上锁，定时由工作人员协助打开水；房间内热水瓶放入床头柜内或者固定的热水瓶架子内。

2. 进食与饮水　老年人饮用水、食物、汤汁温度不能超过 43℃。给老年人喂饭和喂水前，护理员先滴少许汤汁在其前臂感知温度。

3. 个人清洁

（1）洗漱时水温不能超过 43℃。

（2）洗澡时，先放凉水，后放热水，沐浴的水温控制在 40 ～ 45℃，时间不超过 15 分钟。

（3）泡脚时注意有偏瘫的老年人应先放入健侧脚，无烫感再放入患侧脚，温度 40℃；患有糖尿病的老年人应先用温度计测量水温，水温以不超过 37.0℃为宜，洗脚时间一般以 10 ～ 15 分钟为宜。

4. 冬季取暖　尽量用空调或暖气，禁用电热毯等。

七、管道照护

（一）胃管照护

1. 鼻饲前备好食物和水，协助老年人取半卧位。

2. 在协助老年人洗漱等照护过程中，妥善固定管道，避免管道脱出，对于烦躁不安的患者，协助护士约束上肢。

3. 如病情允许，鼻饲时及鼻饲后 30 分钟抬高床头 30°～ 45°。

4. 鼻饲后洗净注射器（注射器 24 小时更换 1 次）备用。

5. 鼻饲后 30 分钟内禁止翻身、拍背、吸痰等操作。

（二）吸氧管照护

1. 吸氧前清除老年人鼻腔分泌物，防止鼻导管堵塞。协助老年人取合适体位。

2. 吸氧过程中保持面罩或鼻导管通畅，在翻身、更换被服、清洁过程中避免面罩或鼻导管脱落。

3. 吸氧过程中出现头痛、剧烈咳嗽等不适症状，应及时向护士汇报。

4. 注意用氧过程中的安全，禁止吸烟；避免氧气附近放置易燃、易爆物品，如油、酒精等；手机等充电设施禁止放在氧气管道附近，避免使用易引起静电的被服，穿着棉质衣物。

5. 吸氧结束后，协助清洁老年人的面部和鼻孔，面部涂润肤露，鼻孔用甘油棉签涂抹。

（三）气管切开照护

1. 协助护士为患者取正确体位，翻身或改变体位时，头颈及上身应在同一直线，呈轴线翻身，保持颈部伸展位，防止扭曲。

2. 关心体贴患者，对于意识清醒者给予精神安慰，患者经气管切开术后不能发音，可采用书面或肢体语言进行交流，了解患者需求。

3. 预防患者因不适、烦躁而将套管拔出，必要时可协助约束其双手。

4. 在翻身、更换被服等照护过程中注意避免管道脱落，禁止被服遮盖在气管切开部位，以免造成窒息。

（四）留置导尿管照护

1. 在翻身、更换被服等照护过程中，引流管要放置妥当、保持通畅，防止管道受压、扭曲、堵塞，保持导尿管与接尿器紧密连接，尿袋位置低于膀胱水平。

2. 鼓励老年人在病情允许的情况下多饮水，使尿量维持在 2000ml/d 以上，达到自然冲洗尿路的目的，以减少尿路感染和结石的发生。

3. 保持会阴部清洁，使用清水清洗，每日 1～2 次。

4. 注意观察尿液的颜色和性状，发现尿液浑浊、有沉淀时要及时向护士汇报。

5. 患者离床活动时，协助护士应用胶布将导尿管远端在大腿内侧二次固定；尿袋不得超过膀胱高度，防止尿液逆流。

（五）肠造瘘照护

1. 在更换被服、洗澡、转移等照护过程中，注意保护造瘘管道通畅，避免管道扭曲、折叠，切忌袋内容物倒流。

2. 在洗澡等个人卫生照护中，避免盆浴，注意保护造瘘口周围皮肤清洁、干燥，动作轻柔，防止皮肤损伤。

3. 在照护中注意观察，如有管道移位、堵塞、渗出等异常情况，要及时向护士汇报。

4. 造口者应穿宽松、舒适的衣裤，裤腰不要压迫造口部位。

5. 饮食以易消化食物为主，避免刺激性食物、高粗纤维食物，多食豆制品、蛋类、鱼肉等，使大便成形，便于清洁处理。

（六）膀胱造瘘照护

除同"肠造瘘照护"的 1～4 步骤外，还应采取下列照护措施。

1. 尿袋中的尿液不要积存太多，满 1/2 即可倒掉，以防袋子过重造成渗漏或造口袋脱落。

2. 鼓励老年人日间多饮水，饮水量在 2500ml/d 以上，以达到冲洗尿路、避免尿路感染的目的。

八、心理照护

（一）焦虑照护

1. 老年人急性焦虑表现为突然感到不明原因的惊慌、紧张不安、心烦意乱、坐卧不安、失眠，或激动、哭泣，常伴有潮热、大汗、口渴、尿频、尿急等症状。严重时，可以出现阵发性气喘、胸闷。慢性焦虑的老年人表现为经常提心吊胆，容易激怒，生活中稍有不如意就心烦意乱，易与他人发生冲突，注意力不集中，健忘等。

2. 指导和帮助老年人了解自身焦虑的原因和表现。

3. 指导老年人保持良好心态，学会自我疏导和自我放松，建立规律的活动与睡眠习惯。

4. 与子女沟通，定期探望，谦让和尊重老年人，理解老年人的焦虑心理，倾听老年人的倾诉，真正从心理精神上去关心体贴老年人。

5. 重度焦虑的老年人需药物治疗，护理员协助护士做好用药后的安全照护。

（二）抑郁照护

1. 老年人表现为情绪低落、思维迟缓和行为活动减少，严重者可出现自杀行为。

2. 协助老年人回顾自身的优点、长处，按照自己的兴趣爱好参加一些社交活动及力所能及的劳作，如跳舞、书法、下棋、园艺等，以增加社交机会，提供增强自尊的机会。

3. 鼓励老年人说出自己的想法，沟通时应以耐心、缓慢及非语言的方式表达对老年人的关心与支持。

4. 引导老年人回顾以往的生活，重新体验过去的生活片段，协助老年人了解自我，减轻失落感，满足其自尊。

5. 服用抗抑郁药物时，护理员协助护士做好用药后的安全照护。

（三）孤独照护

1. 老年人表现为孤独寂寞、社会活动减少，出现抑郁情绪，精神萎靡不振，常偷偷哭泣，顾影自怜。有的老年人会选择不良生活方式，如吸烟、酗酒、不爱活动等，甚至有的老年人会因孤独而转化为抑郁症，有自杀倾向。

2. 组织适合于老年人的各种文体活动，如广场舞、书画剪纸比赛等，鼓励老年人积极参加活动。

3. 鼓励子女注重精神赡养，尽量常看望老年人，或经常通过电话、视频等方式与父母进行感情和思想的交流。

4. 鼓励老年人根据自己的兴趣和爱好积极而适量地参加各种力所能及的活动。

5. 有抑郁症状者照护同"抑郁照护"。

（四）自卑照护

1. 表现为怀疑自己的能力，不与人交往，孤独地自我封闭。本来经过努力可以达到的目标，也会认为"我不行"而放弃，缺乏生活乐趣。

2. 为老年人创造良好、健康的社会心理环境，以及尊老、敬老的氛围。

3. 鼓励老年人参与社会活动，做力所能及的事情，得到自我实现感受，增加生活价值感。

4. 对生活不能自理的老年人，应注意保护。在不影响健康的前提下，尊重他们原来的生活习惯，让老年人渴望受到尊重的需求得到满足。

（五）自尊紊乱照护

1. 鼓励老年人积极参加社会活动，避免孤独，对其健康心理有推动作用。

2. 指导老年人积极参加智力活动，增加老年人的认知储备。

3. 带动老年人积极参加体育活动，以提高老年人肌肉灵活性及耐性。

（六）隐私保护照护

1. 在言谈话语之中，对于凡涉及对方个人隐私的一切问题，应该自觉、有意识地予以回避，不能为了满足自己的好奇心而反复追问或打听。

2. 在与他人交谈中禁忌谈论老年人的隐私话题。

3. 在照护老年人时，要注意保护老年人的隐私部位，如注意遮挡会阴部等。始终保持尊重的态度，礼貌的举止，同时要鼓励老年人参与一些自身的照护活动以增强其自尊感。

九、应急救护

（一）跌倒处理

1. 发现老年人跌倒时，要安慰跌倒的老年人，不要急于扶起，应立即通知医师、护士到场。

2. 待医师检查后，再在医师的指导下搬动老年人。

3. 病情危急者立即配合医师、护士进行抢救。

4. 护理员协助完成必要的检查，如 X 线、CT 检查等。

（二）噎食处理

1. 发现老年人噎食，要立即就地抢救，分秒必争。立即有效清除老年人口咽部食物，开放气道，同时大声呼救，通知医师和护士到场抢救。

2. 海姆立克急救法：分为站立位（坐位）及卧位急救方法，见图2-70。

（1）站立位（坐位）急救方法：成年人噎食，救护者立即站在噎食者身后，从背后抱住其腹部，双臂围环其腰腹部，一只手握拳，拳心向内按压于老年人脐与剑突之间的部位；另一只手掌按压在拳头上，双手急速用力向里向上后挤压，反复冲击5次，直至阻塞物吐出为止。

（2）卧位急救方法：当救护者身材矮小，难以环腰立位冲击时，或者老年人已经意识不清时，立即将老年人取仰卧位，救护者骑跨其双腿上，右手掌根压在老年人脐上2cm（注意不要太靠上按压剑突，防止在冲击压迫时将其压断），左手压在右手上，两手分指扣紧，两臂伸直，用力向上、向内冲击压迫，反复冲击5次，检查老年人口腔有无异物排出，若有异物，用手指抠出，待老年人气道通畅后安置老年人休息。

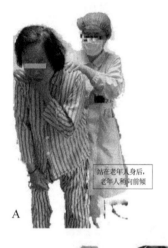

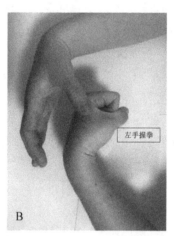

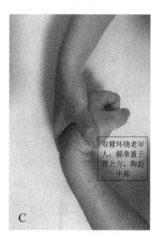

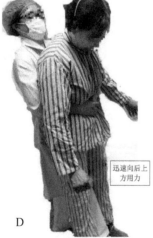

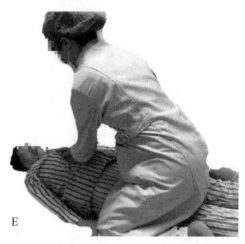

图2-70　海姆立克急救法

A～D.站立位；E.卧位

十、尸体料理

尸体料理是对死者实施完整临终护理的最后步骤，做好尸体料理不仅是对死者的尊重，更是对死者家属心理上的安慰。

【准备工作】

（1）护理员准备：洗手、戴手套、戴口罩。

（2）用物准备：弯盘、尸体识别卡、不脱脂棉球、绷带、屏风、尸单、弯血管钳、剪刀、梳子、手套、寿衣、消毒液（按需备）。

【操作流程】详见图 2-71。

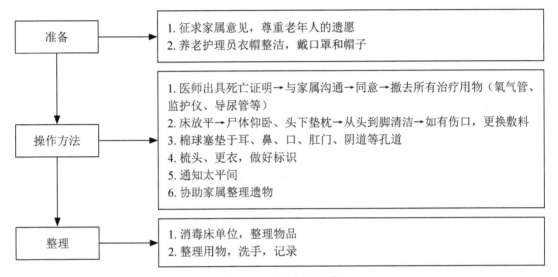

图 2-71 尸体料理流程

【注意事项】

（1）保护老年人的隐私，注意遮挡其隐私部位。

（2）如家属不在，及时通知家属。

（3）口闭不合者可装上义齿，维持面部外观。

（4）塞垫的棉球不宜外露。

（沈晓霞 陈春梅）

第 3 章

消毒与隔离

第一节 概 述

一、定义

（一）清洁

清洁是指去除物体表面有机物、无机物和可见污染物的过程。

（二）消毒

消毒是指清除或杀灭传播媒介上病原微生物，使其达到无害化处理。

（三）床单位消毒

床单位是指消毒对老年人入住期间、转出、死亡后所用的床及床周围物体表面进行清洁与消毒。

（四）手卫生

手卫生是指养老护理员洗手、卫生手消毒和外科手消毒的总称。

（五）卫生手消毒

卫生手消毒是指养老护理员用速干手消毒剂揉搓双手，以减少手部病菌和病毒的过程。

（六）隔离

隔离是指采用各种方法、技术，防止病原体从患者及携带者传播给他人的措施。通过隔离可以切断感染链，将传染源、高度易感人群安置在指定地点，暂时避免和周围人群接触，防止病原体在患者、工作人员及媒介物中扩散。

二、消毒、隔离的目的

（一）消毒的目的

消除或杀灭由传染源排出到环境中的病原微生物，从而切断传播途径，控制传染病的传播。

（二）隔离的目的

将传染病患者与健康人严格分开；确诊传染病患者与未确诊患者分别收容；清洁物品与污染物品严格分开，防止疾病的传播和扩散。

三、消毒类型

（一）预防性消毒

预防性消毒是指在未发现明确感染源的情况下，为预防感染的发生，对可能受到病原微生物污染的物品和场所进行的消毒。例如餐具的消毒和一般老年人入住期间和出院后进行的消毒等。

（二）疫源地消毒

疫源地消毒是指对疫源地内污染的环境和物品的消毒，包括随时消毒和终末消毒。

1. 随时消毒　指疫源地内有传染源存在时进行的消毒，目的是及时杀灭或去除传染源所排出的病原微生物。

2. 终末消毒　指传染源离开疫源地后进行的彻底消毒。可以是传染病患者入住期间、转移或死亡后，对其住所及污染物品进行的消毒；也可以是传染病患者出院、转院或死亡后，对病室进行的最后一次消毒。

四、常用消毒方法

（一）燃烧法

燃烧法是一种简单、迅速、彻底的灭菌方法，适用于下列情况。

1. 不需保存的物品，如废弃衣物、纸张及医疗垃圾等的处理，可在焚烧炉内焚烧或直接点燃。

2. 急用的某些金属器械（锐利刀剪禁用此法以免锋刃变钝）、搪瓷类物品。金属器械可在火焰上烧灼 20 秒；搪瓷类容器可倒入少量 95% 以上的乙醇，慢慢转动容器后使乙醇分布均匀，点火燃烧直至熄灭，注意不可中途添加乙醇，不得将易燃物投入消毒容器中，同时要远离易燃、易爆物品等以确保安全。

（二）煮沸消毒法

1. 方法　煮沸消毒法是应用最早的消毒方法之一，也是常用的消毒方法。煮沸消毒法简单、方便、经济、实用，适用于金属、搪瓷、玻璃和餐饮具或其他耐湿、耐热物品的消毒。要求物品刷洗干净后全部浸没在水中，距水面距离 ≥ 3cm，加热煮沸后维持时间 ≥ 15 分钟。消毒时间从水沸后算起。

2. 注意事项

（1）消毒前要求使用软水；物品需保持清洁；大小相同的容器不能重叠；器械轴节或容器盖子应打开；放入总物品不超过容量的 3/4。

（2）根据物品性质决定放入水中的时间，如玻璃器皿、金属及搪瓷类物品通常冷水放入；橡胶制品用纱布包好，水沸后放入；如中途加入物品，则在第二次水沸后重新计时。

（三）日光暴晒法

1. 方法　利用日光的热、干燥和紫外线作用达到消毒效果。常用于床垫、被服、书籍等物品的消毒。

2. 注意事项　物品放在直射阳光下暴晒 6 小时，并定时翻动，使物品各面均能受到日光照射。

（四）紫外线消毒法

1. 方法　利用紫外线杀灭多种微生物，包括细菌、病毒、真菌、细菌繁殖体等以达到消毒效果。紫外线消毒器是采用臭氧紫外线杀菌灯制成的，主要包括紫外线空气消毒器、紫外线表面消毒器、紫外线消毒箱 3 种。

由于紫外线辐照能量低，穿透力弱，因此主要适用于空气、物品表面和液体的消毒。消毒方法如下。

（1）用于空气消毒，首选紫外线空气消毒器，也可用室内悬吊式紫外线灯照射，紫外线消毒灯距离地面 1.8 ～ 2.2m，照射时间不少于 30 分钟。

（2）用于物品表面消毒，最好使用便携式紫外线表面消毒器近距离移动照射；小件物品可放入紫外线消毒箱内照射；也可采取紫外线灯悬吊照射，有效距离为 25 ～ 60cm，物品摊开或挂起，使其充分暴露以受到直接照射，消毒时间为 20 ～ 30 分钟。

2. 注意事项

（1）保持灯管清洁，一般每周 1 次用 75% 乙醇擦拭，如发现灰尘、污垢，应及时擦拭。

（2）消毒环境合适，清洁、干燥，电源电压为 220V，空气适宜温度为 20 ～ 40℃、相对湿度为 40% ～ 60%。

（3）正确计算并记录消毒时间，紫外线的消毒时间需从灯亮 5 ～ 7 分钟后开始计时，若使用时间超过 1000 小时，需更换灯管或进行辐照强度测试，若符合标准，则继续使用。

（4）加强防护。紫外线对人的眼睛和皮肤有刺激作用，照射时人应离开房间，照射完毕应开窗通风。

（五）臭氧消毒法

1. **方法**　臭氧在常温下为强氧化性气体，是一种广谱杀菌剂，可杀灭细菌繁殖体、病毒、芽孢、真菌，并可破坏肉毒杆菌毒素。主要用于空气、水及物品表面的消毒。空气消毒时，封闭空间内、无人状态下，臭氧浓度 20mg/m³，作用时间为 30 分钟；水消毒时，根据不同场所按厂家产品使用说明书要求使用；物品表面消毒时，密闭空间内臭氧浓度 60mg/m³，作用时间为 60 ～ 120 分钟。

2. 注意事项

（1）臭氧对人体有害，国家规定大气中臭氧浓度 ≤ 0.16mg/m³。

（2）臭氧具有强氧化性，可损坏多种物品，且浓度越高对物品损坏越严重。

（3）温度、湿度、有机物、水的浑浊度及 pH 等多种因素可影响臭氧的杀菌作用。

（4）空气消毒后开窗通风 30 分钟以上后人员方可进入室内。

五、隔离的要求

1. 隔离室门窗要紧闭。疑似患者要求单间隔离，确诊同一病种患者可同住一室。

2. 隔离老年人的痰液必须吐在有盖的一次性痰盒中，集中焚烧处理。

3. 老年人口鼻分泌物接触过的用具，如食具、毛巾等，应固定专用、消毒。

4. 老年人接触过的一切物品，均需严格消毒，被污染的物品要装入污物袋，标记明确，然后密闭送去消毒处理。

5. 老年人排出的粪便及呕吐物需经彻底消毒后，方可弃入厕所。

6. 进出严密隔离室的养老护理员应进行严格防护，进入隔离室要戴医用防护口罩、穿隔离衣；接触老年人或处理污物时必须戴手套，护理下一个老年人前必须更换手套并消毒双手；密切接触老年人，有可能受到血液、体液、分泌物喷溅时应戴护目镜（必要时戴防护面具）。

六、隔离种类及措施

（一）标准预防

1.标准预防的基本特点

（1）要防止血源性疾病的传播，也要防止非血源性疾病的传播。

（2）强调双向防护，既要防止疾病从老年人传至养老护理员，又要防止疾病从养老护理员传至老年人。

（3）根据疾病的主要传播途径，采取相应的隔离措施。

2.标准预防的措施

（1）勤洗手：是预防感染传播最经济、最有效的措施。

（2）戴手套：当接触血液、体液、排泄物、分泌物及破损的皮肤黏膜时，应戴手套。但戴手套不能代替洗手。

（3）戴防护面屏、护目镜和口罩可以减少老年人的体液、血液、分泌物等液体的传染性物质飞溅到养老护理员的眼睛、口腔及鼻腔黏膜。

（4）隔离衣：是为了防止被有传染性的血液、分泌物、渗出物等传染时使用。

（5）对可能有传染性的老年人应安置于专用的隔离室,老年人在房间时房门应保持关闭状态。

（6）其他预防措施：可重复使用设备的清洁消毒；护理院及养老机构日常设施、环境的清洁标准和卫生处理程序的落实；养老护理员的职业健康安全措施，如使用后的针头及尖锐物品应置于锐器盒等。

（二）接触传播的隔离与预防

对确诊或可疑感染了经接触传播疾病如肠道感染、皮肤感染等患者应采取隔离与预防措施。在标准预防的基础上，隔离措施如下。

1.隔离病室　使用蓝色隔离标志。

2.老年人的隔离

（1）根据感染疾病类型确定入住单人隔离室，同病种感染者可同室隔离。

（2）限制老年人的活动范围，减少不必要的转运，若需要转运应采取有效措施，减少对其他老年人、养老护理员和环境表面的污染。

（3）老年人接触过的一切物品，如被单、衣物、换药器械等均应先灭菌，然后再进行清洁、消毒、灭菌。被老年人污染的敷料应装袋标记后送焚烧处理。

3.养老护理员的防护

（1）进入隔离室前必须戴好口罩、帽子，进行可能污染工作服的操作时，应穿隔离衣；离开病室前，脱下隔离衣，按要求悬挂，每天更换、清洗与消毒；或使用一次性隔离衣，用后按医疗废物管理要求进行处置。接触甲类传染病应按要求穿脱、处置防护服。

（2）接触老年人的血液、体液、分泌物、排泄物等物质时，应戴手套；离开隔离室前、接触污染物品后应摘除手套，洗手和（或）手消毒。

（三）空气传播的隔离与预防

空气传播的隔离与预防是对经空气传播的呼吸道传染疾病如肺结核、水痘等采取的隔离与预防。在标准预防的基础上，隔离措施如下。

1.隔离病室　使用黄色隔离标志。

2. 老年人的隔离

（1）安置单间病室，无条件时相同病原体感染患者可同居一室；关闭通向走廊的门窗，尽量使隔离病室远离其他房间；尽快转送至有条件收治呼吸道传染病的医疗机构，并注意转运过程中对养老机构人员的防护。

（2）老年人病情允许时，应戴医用外科口罩，定期更换，并限制其活动范围。

（3）老年人口鼻分泌物须经严格消毒后再倾倒，被老年人污染的敷料应装袋标记后焚烧，或做消毒－清洁－消毒处理。

（4）严格空气消毒。

3. 养老护理员的防护

（1）应严格按照区域流程，在不同区域穿戴不同的防护用品，离开时按要求摘脱，并正确处理使用后的物品。

（2）进入确诊或可疑患呼吸道传染病老年人房间时，应戴帽子、医用防护口罩；在进行可能产生喷溅的操作时，应戴防护目镜或防护面罩，穿防护服；当接触老年人及其血液、体液、分泌物、排泄物等时应戴手套。

（四）飞沫传播的隔离与预防

飞沫传播的隔离与预防是对经飞沫传播的疾病如流行性感冒、急性传染性非典型肺炎（SARS）等特殊急性呼吸道传染性疾病采取的隔离与预防。在标准预防的基础上，隔离措施还有以下几个方面。

1. 隔离病室　使用粉色隔离标志。

2. 老年人的隔离

（1）同"空气传播的隔离与预防"步骤（1）～（3）。

（2）加强通风或进行空气消毒。

（3）老年人之间、老年人与探视者之间应相距 1m 以上；探视者应戴医用外科口罩，原则上不安排探视。

3. 养老护理员的防护

（1）严格按照区域流程，在不同区域穿戴不同的防护用品，离开时按要求摘脱，并正确处理使用后的物品。

（2）与老年人近距离（1m 以内）接触时，应戴帽子、医用防护口罩；进行可能产生喷溅的操作时，应戴护目镜或防护面罩，穿防护服；当接触老年人及其血液、体液、分泌物、排泄物等时应戴手套。

第二节　老年人衣物及用品的清洁与消毒

（一）双手及身体

采用清洗法。在外出归来、饭前、便后用肥皂或洗手液将双手各个部位充分清洗，用流动水冲洗干净。

（二）毛巾、衣服、被单、床单、枕套、拖把（抹布）等布类

直接接触老年人的床上用品如床单、被套、枕套等，应一人一更换，每周更换，遇污染应

及时更换。可采用日光暴晒法和煮沸、微波消毒方式。用肥皂清洗后，在阳光下直接暴晒 6～8 小时。每隔 2 小时翻动 1 次，使物品的各个面都能直接与日光接触，暴晒后把毛巾、拖把（抹布）放在通风干燥处备用，需要时也可将衣服和被单等布类进行煮沸消毒。

（三）床垫、褥子、毛毯、棉被、枕头

间接接触老年人的被芯、枕芯、被子、病床隔窗床垫等，应定期清洗与消毒，污染后应及时更换、清洗与消毒。采用日光暴晒法消毒，即直接将物品拿到阳光下暴晒，每隔 2 小时翻动 1 次。扫床时床刷外面罩上湿布套，以避免灰尘的污染。床铺的清扫要做到一人一布套，用后将湿布套进行消毒。

（四）餐具

餐具通常采用煮沸法消毒。

1. 搪瓷、不锈钢饭碗等餐具

（1）用洗涤剂清洗或刷洗物品，去掉油渍和污渍，再用清水彻底洗净。

（2）将物品完全浸没在软水或凉开水中进行煮沸消毒。

（3）盖紧锅盖，不可漏气。

（4）水沸后计时 5～15 分钟。煮沸后不可再加入物品；带盖的物品必须打开；大小相等的碗或容器不可重叠，使内面与水充分接触。

（5）消毒后的物品及时从锅内取出，放在清洁的橱柜内。

（6）煮沸中如急需消毒其他物品，应在二次加入物品水沸后重新计算时间。

2. 玻璃（水杯）类餐具

（1）用洗涤剂清洗或刷洗物品后，用纱布包好。

（2）将物品完全浸在冷水中，进行煮沸消毒。

（五）盆具、痰杯、便器

老年人使用的盆具、痰盂（杯）、便器、餐饮用具等，应保持清洁，专人专用，定期消毒。

1. 盆具　先用肥皂或去污粉清除污垢，并用流动水冲净。盆具中盛清水约 2/3 满，水沸后持续煮沸 5～15 分钟，然后用毛巾包绕双手将盆具端离火源。倒掉盆中水后，放置在固定的盆架上备用。

2. 痰杯、便器　将痰杯、便器、便池的污物倒掉、冲净，用去污粉或稀盐酸刷洗、冲水后，倒入 5% 漂白粉澄清液对其进行浸泡消毒。消毒时必须将痰杯和便器的盖子打开，物品要完全浸没在消毒液中，一般浸泡消毒 30 分钟。

（六）房间空气

房间空气消毒采用通风法。房间通风可净化室内空气及消除室内异味，并减少室内空气中细菌的数量，增加新鲜空气和室内的含氧量，调节室内温、湿度，有利于预防呼吸道感染。通风时间不应少于 30 分钟。通风时避免对流，注意老年人的保暖。

（七）沐浴床

采用擦拭法消毒，根据各沐浴床的产品说明书要求，用蘸取 75% 的乙醇或 500mg/L 含氯消毒剂的抹布进行擦拭，抹布用后消毒。可拆洗的，拆下后清洁消毒。

（八）床单位、桌椅、轮椅、地面

1. 床单位、桌椅和轮椅　养老机构应保持床单位的清洁，对床单位（含床栏、床头柜等）

表面进行定期清洁和（或）消毒，遇污染应及时清洁与消毒。用蘸取 75% 的乙醇或 500mg/L 含氯消毒剂的抹布将老年人使用过的床、桌椅、轮椅表面和老年人的日常用物（如热水瓶）进行擦拭，抹布用后消毒。

2.地面　先用蘸水的笤帚将地面的污物清扫干净，再用墩布蘸取 500mg/L 含氯消毒剂擦拭地面，注意地面不可过湿，以防老年人滑倒。如果地面有血迹、粪便、体液等污物，应先用抹布吸附后置于医疗垃圾箱内，再进行地面消毒、清洁。

3.治疗室、配餐室、居室、洗手间、厕所　应分别设置专用拖洗工具，标记明确，分开清洗和消毒，并及时悬挂晒干。

第三节　养老护理员手卫生

一、手卫生管理和基本要求

1. 养老机构应加强手卫生的指导与管理，并纳入质量评价及考核中。

2. 制定手卫生管理制度，设置有效、便捷、适宜的手卫生设施。尽量在各老年人房间设置洗手设施，以方便养老护理员使用，提高手卫生依从性。

3. 养老机构定期开展培训，使养老护理员能掌握必要的手卫生知识和技能，保证手卫生效果。

4. 手消毒剂应符合国家有关规定要求，并在有效期内使用。

5. 加强手卫生效果的监测，每季度进行手消毒效果监测。

二、手卫生设施

（一）洗手设施

1. 流动水洗手设施　洗手应采用流动水，水龙头应位于洗手池的适当位置。必须配备非手触式水龙头；有条件的医疗机构在诊疗区域均宜配备非手触式水龙头。

2. 清洁剂　洗手的清洁剂可为皂液或含杀菌成分的洗手液。皂液或洗手液浑浊或变色时需及时更换；盛放皂液或洗手液的容器宜一次性使用，重复使用的容器应每周清洁和消毒。

3. 干手设施　洗手后需正确进行手的干燥。干手设施最好为一次性使用的纸巾；也可使用纯棉小毛巾，一用一消毒；还可使用干手机等其他可避免手再次污染的方法。另备盛放擦手纸或小毛巾的容器。

（二）卫生手消毒设施

机构配备合格的速干手消毒剂，最常应用于手部皮肤消毒的消毒剂，如乙醇、异丙醇、氯己定、碘伏、乙醇与氯己定的复合制剂等。剂型包括水剂、凝胶和泡沫型。手消毒剂应为符合国家有关规定的产品，宜使用一次性包装，无异味、无刺激性。

三、洗手指征

1. 直接接触老年人前后。

2. 从同一老年人身体的污染部位移动到清洁部位时。

3. 接触老年人黏膜、破损皮肤或伤口前后。

4. 接触老年人血液、体液、分泌物、排泄物后。

5. 接触老年人周围环境及物品后。

6. 配餐前。

四、洗手

【准备工作】

（1）用物准备：流动水洗手设施、清洁剂、干手设施，必要时备护手液或直接备速干手消毒剂。

（2）护理员：服装整洁，修剪指甲，取下手表、饰物，卷袖过肘。

（3）环境：清洁、宽敞。

【操作流程】详见图 3-1。

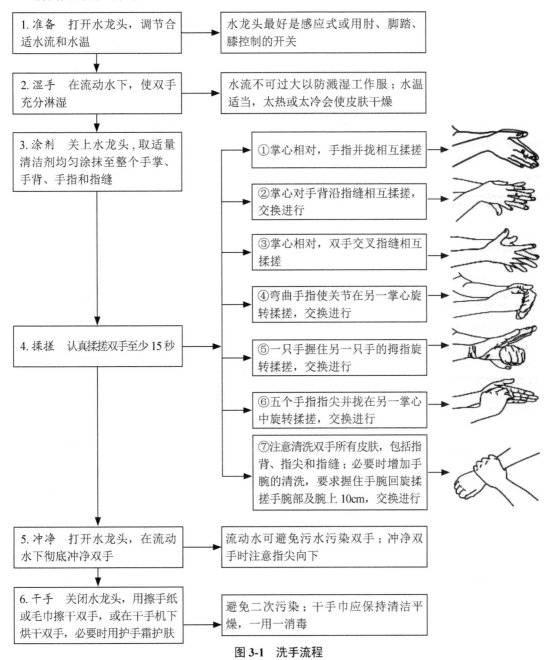

图 3-1　洗手流程

【注意事项】

（1）有效的洗手可清除手部皮肤污垢和99%以上的各种病毒和细菌，切断通过手传播感染的途径。

（2）当手部有血液或其他体液等肉眼可见污染时，应用清洁剂和流动水洗手；当手部没有肉眼可见污染时，可用速干手消毒剂消毒双手代替洗手，揉搓方法与洗手方法相同。

（3）按照洗手的流程，调节合适的水温、水流，避免污染周围环境；如水龙头为手触式的，注意随时清洁水龙头开关。

（4）揉搓双手时各个部位都要洗到、冲净，尤其要认真清洗指背、指尖、指缝和指关节等易污染部位，冲净双手时注意指尖向下。

五、卫生手消毒

【准备工作】

（1）用物准备：流动水洗手设施、清洁剂、干手设施、速干手消毒剂。

（2）护理员：服装整洁，修剪指甲，取下手表、饰物，卷袖过肘。

（3）环境：清洁、宽敞。

【操作流程】详见图3-2。

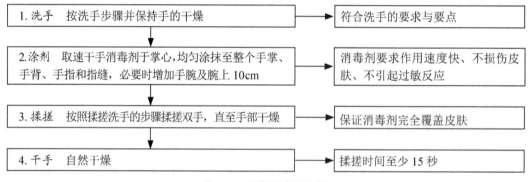

图3-2　卫生手消毒流程

【注意事项】

（1）卫生手消毒可有效清除致病性微生物,预防感染与交叉感染,避免污染无菌和清洁物品。

（2）下列情况下应先洗手，然后进行卫生手消毒：①接触老年人的血液、体液和分泌物后；②接触被传染性致病微生物污染的物品后；③直接为患传染病的老年人进行护理后；④处理患传染病的老年人污物后。

（3）卫生手消毒前先洗手并保持手部干燥。

（4）全覆盖速干手消毒剂揉搓双手方法正确，手的各个部位都要揉搓到。

第四节　隔离技术

一、戴帽子、口罩

【准备工作】

（1）用物准备：根据需要准备合适的帽子、口罩。

（2）护理员：着装整洁，洗手。

（3）环境：清洁、宽敞。

【操作流程】详见图 3-3。

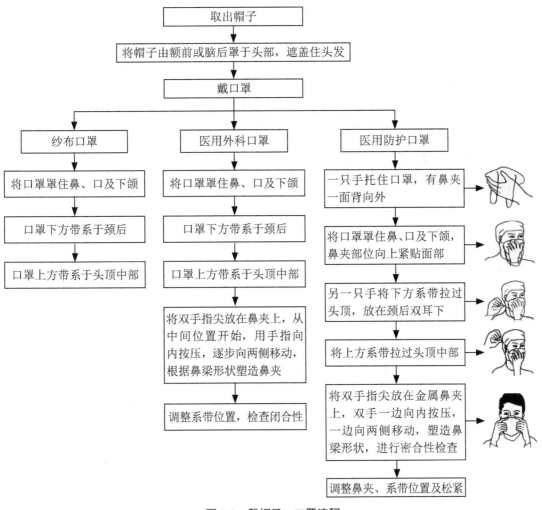

图 3-3　戴帽子、口罩流程

【注意事项】

（1）帽子使用的注意事项

1）帽子可防止养老护理员的头屑飘落、头发散落或被污染。帽子分一次性帽子和布制帽子。

2）进入污染区和洁净环境前应戴帽子。

3）帽子要大小合适，能遮住全部头发。

4）被老年人的血液、体液污染后应及时更换。

5）一次性帽子应在一次性使用后，放入医疗垃圾袋集中处理。

6）布制帽子保持清洁干燥，每次或每天更换与清洁。

（2）口罩使用的注意事项

1）口罩能阻止对人体有害的可见或不可见物质吸入呼吸道，也能防止飞沫污染无菌物品或清洁物品。口罩包括纱布口罩、一次性使用口罩、医用外科口罩、医用防护口罩。应根据不同操作要求选用不同种类的口罩。

2）一般操作，可佩戴纱布口罩、一次性使用口罩或医用外科口罩；护理免疫功能低下老年人时应戴医用外科口罩；接触经空气传播或近距离接触经飞沫传播的呼吸道传染病患者时，应戴医用防护口罩。

3）纱布口罩应保持清洁，每天更换、清洁与消毒，遇污染时及时更换；一次性使用口罩、医用外科口罩只能一次性使用。

4）正确佩戴口罩，不应只用一只手捏鼻夹；戴上口罩后，不可悬于胸前，更不能用污染的手触摸口罩；每次佩戴医用防护口罩进入工作区域前，应进行密合性检查。

5）脱口罩前后应洗手，使用后的一次性口罩应放入医疗垃圾袋内，以便集中处理。

二、戴护目镜、防护面罩

【准备工作】

（1）用物准备：护目镜，防护面罩。

（2）护理员：着装整洁，洗手。

（3）环境：清洁、宽敞。

【操作流程】详见图3-4。

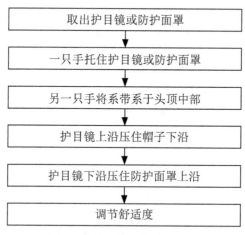

图3-4　戴护目镜、防护面罩流程

【注意事项】

（1）护目镜能防止患者的血液、体液等具有感染性的物质溅入眼部；防护面罩能防止患者的血液、体液等具有感染性的物质溅到面部。在进行可能发生患者血液、体液、分泌物等喷溅的操作时，近距离接触经飞沫传播的传染病患者时需佩戴护目镜、防护面罩。

（2）戴护目镜、防护面罩前应检查有无破损，佩戴装置有无松脱。

（3）佩戴后应调节舒适度。

（4）摘护目镜、防护面罩时应捏住靠头或耳的一边摘掉，放入医疗垃圾袋内，如需重复使用，应放入回收容器内，以便清洁、消毒。

三、穿、脱隔离衣

【准备工作】

（1）用物准备：隔离衣一件，挂衣架，手消毒用物。

（2）护理员：衣帽整洁，修剪指甲、取下手表；卷袖过肘、洗手、戴口罩。

（3）环境：清洁、宽敞。

【操作流程】详见图 3-5。

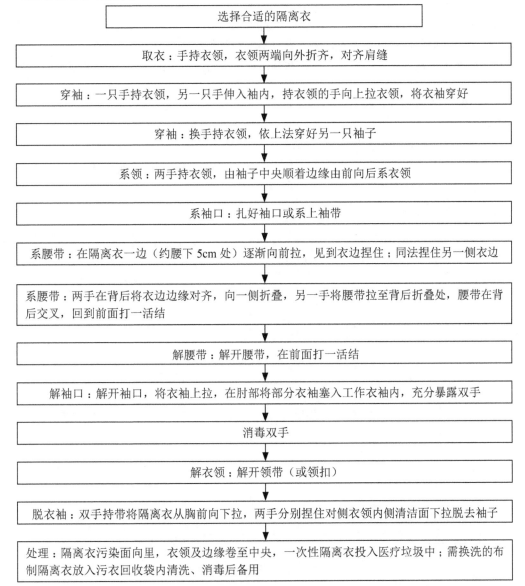

图 3-5　穿、脱隔离衣流程

【注意事项】

（1）隔离衣是用于保护养老护理员避免受到血液、体液和其他感染性物质污染，或用于保护老年人避免感染的防护用品，分为一次性隔离衣和布制隔离衣。一次性隔离衣通常用无纺布制作。通常根据老年人的病情、目前隔离种类和隔离措施，确定是否穿隔离衣，并选择其型号。

（2）下列情况应穿隔离衣

1）接触经接触传播患感染性疾病的老年人。

2）可能受到老年人血液、体液、分泌物、排泄物喷溅时。保护养老护理员避免受到血液、体液和其他感染性物质污染，或用于保护老年人避免感染。

（3）隔离衣只能在规定区域内穿脱，穿前检查有无潮湿、破损，长短应能全部遮盖工作服。

（4）隔离衣每日更换，如有潮湿或污染，应立即更换。接触不同病种患者时应更换隔离衣。

（5）穿、脱隔离衣过程中避免污染衣领、面部、帽子和清洁面，始终保持衣领清洁。

（6）穿好隔离衣后，双臂保持在腰部以上视线范围内；不得进入清洁区，避免接触清洁物品。

（7）消毒手时不能沾湿隔离衣，隔离衣也不可触及其他物品。

（8）脱下的隔离衣还需使用时，需挂在半污染区，清洁面向外；挂在污染区则污染面向外。

四、穿、脱防护服

【准备工作】

（1）用物准备：防护服，手消毒用物。

（2）护理员：衣帽整洁，修剪指甲、取下手表；卷袖过肘、洗手、戴口罩。

（3）环境：清洁、宽敞。

【操作流程】详见图 3-6 ～图 3-8。

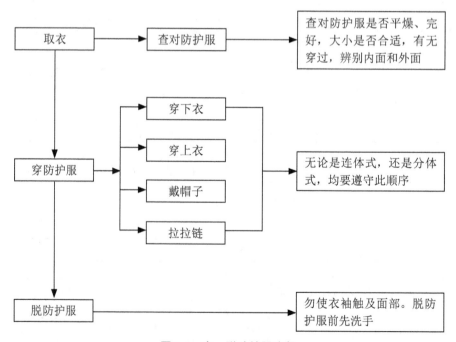

图 3-6　穿、脱防护服流程

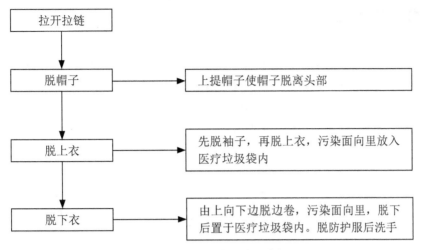

图 3-7　脱分体式防护服流程

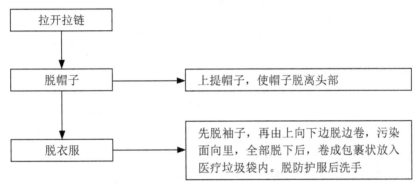

图 3-8　脱连体式防护服流程

【注意事项】

（1）防护服是养老护理员在接触甲类或按甲类传染病管理的患传染病的老年人时所穿的一次性防护用品，目的是保护养老护理员和老年人，避免感染和交叉感染。防护服分连体式和分体式两种。

（2）下列情况应穿防护服

1）养老护理员接触甲类或按甲类传染病管理的患传染病的老年人时。

2）接触经空气传播或飞沫传播的患传染病的老年人，可能受到老年人血液、体液、分泌物、排泄物喷溅时。

（3）防护服只能在规定区域内穿脱，穿前检查有无潮湿、破损，长短是否合适。

（4）接触多个同类传染病老年人时，防护服可连续使用；接触疑似患者时，防护服应每次更换。

（5）防护服如有潮湿、破损或污染，应立即更换。

五、戴、脱手套法

【准备工作】

（1）用物准备：清洁手套或无菌手套、弯盘。手套一般有两种类型：①天然橡胶、乳胶手套；②人工合成的非乳胶产品，如乙烯、聚乙烯手套。

（2）养老护理员：衣帽整洁，修剪指甲，取下手表，洗手、戴口罩。

（3）环境：清洁、宽敞、明亮、定期消毒。

【操作流程】详见图3-9。

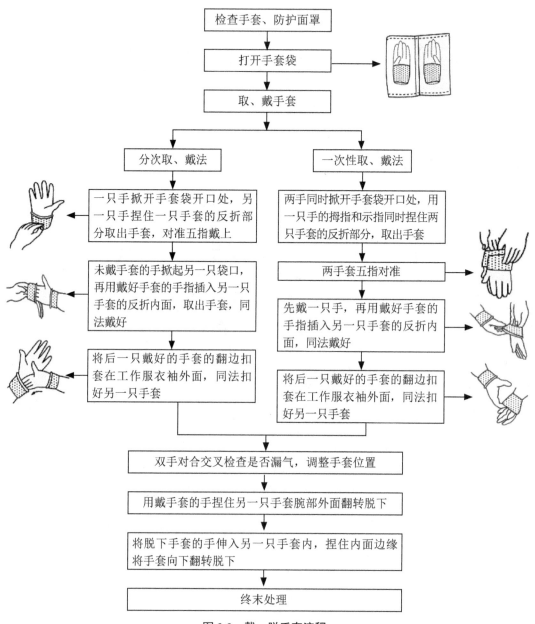

图 3-9　戴、脱手套流程

【注意事项】

（1）预防病原微生物通过养老护理员的手传播疾病和污染环境，避免直接接触老年人破损皮肤、黏膜。

（2）选择合适的手套尺码；修剪指甲以防刺破手套。

（3）接触老年人的血液、体液、分泌物、排泄物、呕吐物及污染物品时，应戴清洁手套。

（4）接触老年人破损皮肤、黏膜时，应戴无菌手套。

（5）脱手套时避免强拉，应翻转脱下，脱手套后应洗手。

（6）护理不同老年人之间应更换手套；一次性手套应一次性使用；戴手套不能替代洗手，必要时进行手消毒。

第五节　老年人常见感染性疾病的消毒与隔离

一、流行性感冒的消毒与隔离

（一）定义

流行性感冒，简称流感，是由流感病毒引起的急性呼吸道传染病。主要表现为急起高热、全身酸痛、乏力等显著的全身中毒症状，伴相对较轻的呼吸道症状，可引发严重并发症。该病潜伏期短，传染性强，传播迅速。

（二）传播方式

传染病患者和隐性感染者是本病的主要传染源。传播方式主要通过飞沫经呼吸道空气传播，以病毒随咳嗽、打喷嚏、说话所致飞沫传播为主，也可通过被病毒污染的茶具、食具、毛巾等间接传播。人群普遍易感。

（三）措施

1. 按飞沫传播隔离。

2. 养老护理员戴帽子、医用防护口罩，穿隔离衣。

3. 隔离老年人1周或至主要症状消失。

4. 隔离期老年人应避免外出，如外出需戴口罩。

5. 老年人使用过的食具应持续煮沸5～15分钟，衣物、手帕等可用250mg/L的含氯消毒剂浸泡15分钟后，再清洗、消毒或阳光下暴晒6小时，每隔2小时翻动1次。

6. 流感流行时尽可能减少公众集会，尤其是室内活动，以防止疫情扩散。

二、新冠肺炎的消毒与隔离

（一）定义

新型冠状病毒肺炎，简称新冠肺炎，纳入乙类传染病，并采取甲类传染病管理。

（二）传播方式

传染源主要是新型冠状病毒感染的患者，无症状感染者也可成为传染源。主要经呼吸道飞沫和接触传播，在相对封闭的环境中长时间暴露于高浓度气溶胶情况下存在经气溶胶传播的可能，其他传播途径尚待明确。人群普遍易感。

（三）措施

1. 立即通知并转入相关医院，在实施标准预防的基础上采取接触隔离、飞沫隔离和空气隔离等措施。养老护理员防护包括戴医用防护口罩（潜在污染区可戴医用外科口罩）、一次性面罩（眼罩）、一次性乳胶手套、工作帽，穿工作衣裤或工作服，外套一次性防渗透隔离衣／一次性防护服（视情况而定）、一次性鞋套。正确穿、脱防护用品，并注意呼吸道、口腔、鼻腔黏膜和眼睛的卫生与保护。

2. 确诊的老年人可以同室安置，病床距离应大于 1.5m。病室定时通风 3 次以上，可采用循环风式空气消毒机进行空气消毒。

3. 协助鼻导管吸氧或经鼻高流量氧疗老年人配戴医用外科口罩或面罩，以减少病毒气溶胶的扩散。

三、细菌性食物中毒的消毒与隔离

（一）定义

细菌性食物中毒是进食被细菌毒素污染的食物而引起的急性感染中毒性疾病，分为胃肠型与神经型两大类，其中胃肠型多见。胃肠型食物中毒多发生于夏、秋季。其特征为潜伏期短，常集体发病，以急性肠胃炎为主要表现。

（二）传播方式

传染源为病原体感染的动物或人，通过进食被细菌或其毒素污染的食物传播，苍蝇和蟑螂可作为传播媒介。人群普遍易感。集中发病的特点是限于进食同一种被污染的食物，病情轻重常与进食量有关，停止进食被污染的食物后疫情便可控制。

（三）措施

1. 按接触隔离处理。

2. 养老护理员戴好口罩、帽子，穿隔离衣，接触患者或污染物品后及护理下一位老年人前要洗手。

3. 患病老年人的衣服、床单、被套等床上用品，应定期更换，有污染时应及时更换。污染衣物等单独用双层袋封扎，并做标记。先消毒再清洗，有条件者先消毒后，送洗衣房处理。无条件的，可采用日光暴晒法消毒，即直接将物品拿到阳光下暴晒 6 ~ 8 小时，每隔 2 小时翻动 1 次，或用 250mg/L 的含氯消毒剂浸泡 15 分钟后，再清洗消毒。

4. 隔离室设纱窗、纱门，保持无苍蝇、无蟑螂。

5. 患病老年人的食具、便器专用，用后要消毒。食具如搪瓷、不锈钢饭碗等餐具水沸后计时 5 ~ 15 分钟；便器洗净后用 5% 漂白粉澄清液或 500mg/L 的含氯消毒剂对其进行浸泡消毒 30 分钟；被排泄物、呕吐物等污染的地面用 500mg/L 的含氯消毒剂擦拭 30 分钟；排泄物、呕吐物用漂白粉或生石灰覆盖 30 分钟后清理。

6. 患病老年人之间不能交换物品及书报等。

7. 患病老年人出养老机构后，床单位（含床栏、床头柜等）用 500mg/L 的含氯消毒剂擦拭消毒 30 分钟。

四、细菌性痢疾的消毒与隔离

（一）定义

细菌性痢疾，简称菌痢，以直肠、乙状结肠炎症与溃疡为主要病理变化。主要表现为畏寒、高热、腹痛、腹泻、排黏液脓血便及里急后重等。

（二）传播方式

传染源为急、慢性菌痢患者和带菌者。细菌随患者粪便排出体外，污染食物、水、生活用品或手，经口感染。苍蝇可通过食物引起传播。人群普遍易感。

（三）措施

同细菌性食物中毒。

五、疥疮的消毒与隔离

（一）定义

疥疮是由疥螨寄生于皮肤所致的传染性皮肤病。皮损多对称，表现为丘疹、丘疱疹及隧道。丘疹约小米粒大小，淡红色或正常肤色，可有炎性红晕；丘疱疹约小米粒大，多见于指缝、腕部等处；隧道为灰白色或浅黑色浅纹，弯曲微隆起，末端可有丘疹和小水疱，为雌虫停留处，可因搔抓或继发性病变见到典型隧道。

（二）传播方式

接触传染，集体宿舍或家庭内易发生流行，同睡床铺、共用衣被甚至握手等行为均可传染。

（三）措施

1. 按接触隔离处理。

2. 养老护理员戴好口罩、帽子、手套，穿隔离衣，接触患者或污染物品后及护理下一个老年人前要更换手套、洗手。

3. 患病老年人的衣服、床单、被套等床上用品，应定期更换，不可与他人的衣物放在一起清洗，有污染时及时更换，污染衣物先消毒再清洗。可用煮沸消毒法，水沸后计时 10～15 分钟或用 250mg/L 的含氯消毒剂浸泡 15 分钟。或使用熨斗熨烫杀死疥螨。不宜煮沸、浸泡消毒或无法洗涤煮沸的物品如床垫、被褥可以在阳光下暴晒 6～8 小时，每 2 小时翻转 1 次。无条件者，可塑料袋将衣物包起，单独放置一周的时间，待衣物上的疥螨死亡后，再清洗。

4. 同室老年人应同时治疗，物品单独使用，禁止互相握手、触摸皮肤、衣物，不能互换用品等。

5. 患病老年人使用的食具碗筷可用煮沸消毒法，水沸后计时 5～15 分钟。洗澡使用硫黄香皂。

6. 患病老年人使用的血压计等物品、住所地面用 500mg/L 含氯消毒剂擦拭消毒，作用 30 分钟。

7. 患病老年人出养老机构后，床单位（含床栏、床头柜等）用 500mg/L 的含氯消毒剂擦拭消毒。

六、手癣和足癣的消毒与隔离

（一）定义

手癣指皮肤癣菌侵犯指缝、手掌、掌侧平滑皮肤引起的真菌感染，而足癣则主要累及足趾间、足距、足跟、足侧缘。

（二）传播方式

接触传染，用手搔抓患癣部位或与患者共用鞋袜、手套、浴巾、脚盆等是主要的传播途径。

（三）措施

1. 按接触隔离处理。

2. 养老护理员戴好口罩、帽子、手套，接触患者或污染物品后及护理下一个老年人前要更换手套（或洗手）。

3. 已被污染的用具或敷料可用 500mg/L 含氯消毒剂对其进行浸泡消毒 30 分钟或焚烧。

七、指甲真菌病的消毒与隔离

（一）定义

由各种真菌引起的甲板或甲下组织感染统称为甲真菌病，而甲癣特指由皮肤癣菌感染所致的甲病。

（二）传播方式

甲真菌病主要由皮肤癣菌感染引起，其次为酵母菌和非皮肤癣菌性真菌。同一个指甲偶可感染两种或两种以上的致病真菌。甲真菌病多由手足癣直接传染。

（三）措施

同手癣和足癣。

第六节　医疗废物的分类与处理

一、医疗废物的分类

（一）定义

1. 医疗废物　指医疗卫生机构在医疗、预防、保健及其他相关活动中产生的具有直接或间接感染性、毒性及其他危害性的废物。

2. 一次性使用卫生用品　指使用一次后即丢弃的，与人体直接或者间接接触的，并为达到人体生理卫生或卫生保健目的而使用的各种日常生活用品。

3. 一次性使用医疗用品　指用于检查、诊断、治疗、护理的指套、手套、吸痰管、治疗巾、皮肤清洁巾、擦手巾、压舌板、臀垫等接触完整黏膜、皮肤的各类一次性使用医疗、护理用品。

（二）感染性废物

携带病原微生物并具有引发感染性疾病传播危险的医疗废物。

1. 被患者血液、体液、排泄物污染的物品。

（1）棉球、棉签、引流棉条、纱布及其他各种敷料。

（2）一次性使用卫生用品、一次性使用医疗用品及一次性医疗器械。

（3）废弃的被服。

（4）其他被患者血液、体液、排泄物污染的物品。

2. 患传染病的老年人或疑似患传染病的老年人产生的生活垃圾。

3. 废弃的血液、血清。

4. 使用后的一次性医疗用品及一次性医疗器械视为感染性废物。

（三）损伤性废物

损伤性废物是指能够刺伤或者割伤人体的废弃的医用锐器。

1. 废弃的医用针头、缝合针。

2. 废弃的各类医用锐器，如备皮刀等。

3. 废弃的玻璃试管、玻璃安瓿等。

（四）药物性废物

药物性废物是指过期、淘汰、变质或者被污染的废弃的药品。

1. 废弃的一般性药品，如抗生素、非处方类药品等。

2. 废弃的血液制品等。

（五）化学性废物

化学性废物是指具有毒性、腐蚀性、易燃、易爆性的废弃化学物品。

1. 废弃的过氧乙酸、戊二醛等化学消毒剂。

2. 废弃的汞血压计、汞温度计。

二、医疗废物的分类收集、运送

1. 在盛装医疗废物前，应当对医疗废物包装物或容器进行认真检查，确保无破损、渗漏和其他缺陷。医疗废物专用包装物、容器应当有明显的警示标识和警示说明。

2. 感染性废物、病理性废物、损伤性废物、药物性废物及化学性废物不能混合收集。需按类别分置于防渗漏、防锐器穿透的专用包装物或密闭容器内。少量药物性废物可以混入感染性废物，但应当在标签上注明。

3. 化学性废物中批量的废化学试剂、废消毒剂应当交由专门机构处置。

4. 隔离的患传染病老年人或疑似患传染病老年人产生的具有传染性的排泄物，应当按照国家规定严格进行消毒，达到国家规定的排放标准后方可排入污水处理系统。若为新冠肺炎患者等产生的排泄物，养老机构有污水处理系统并正常运行的，可直接排入卫生间，冲马桶时需要加盖冲水。对于没有污水处理系统或不能正常运行的排泄物应每 1000ml 加 50g 漂白粉或有效氯 20 000mg/L 消毒剂溶液 2000ml，搅匀放置 2 小时后，才能排入卫生间，或者经消毒后按照医疗废物采用双层黄色垃圾袋收集。被排泄物、呕吐物等污染的地面，用漂白粉或生石灰覆盖，作用 60 分钟后清理。

5. 隔离的患传染病老年人或疑似患传染病老年人产生的医疗废物应当使用双层黄色医疗垃圾袋包装，并及时密封。若为新冠肺炎患者等产生的医疗废物应采用双层包装，包装物要密闭、防渗，具有足够的撕裂强度，严禁挤压，防止收集转移过程中破损。对于废弃锋利锐器等必须装入利器盒，避免造成包装物破损，利器盒密闭后外套黄色垃圾袋。包装物的外表面破损、被感染性废物污染时，应当对被污染处进行消毒处理或增加一层包装。包装物上必须有印制或粘贴红色"高度感染性废物"的识别标识。在离开污染区前应当对包装袋表面采用 1000mg/L 的含氯消毒液喷洒消毒（注意喷洒均匀）或在其外面加套一层医疗废物包装袋。

6. 放入包装物或容器内的感染性废物、病理性废物、损伤性废物不得取出。

三、医疗利器伤的处理

(一)定义

医疗利器伤是指在工作时间内由医疗利器如注射器针头、缝针、各种穿刺针、剪刀、安瓿碎片等所造成的使皮肤出血的意外伤害。医疗利器伤的种类包括针刺伤、玻璃割伤、刀割伤及其他利器伤。

(二)医疗利器伤的应急处理

1. 在进行医疗护理操作时,若被污染的利器刺破、划伤皮肤,立即在伤口旁端轻轻挤压,尽可能挤出损伤处的血液,用肥皂液和流动水进行冲洗,禁止伤口的局部挤压。

2. 受伤部位的伤口冲洗后,用 75% 乙醇和 0.5% 碘伏进行消毒,包扎伤口;被暴露的黏膜,应反复用生理盐水冲洗干净。

3. 被乙肝、丙肝患者血液、体液污染的利器刺伤后,除按常规处理外,应在伤后 24 小时内抽血查乙肝病毒抗体和丙肝病毒抗体,必要时抽取患者血液对比,同时注射乙肝免疫高价球蛋白。在受伤后 1 个月、3 个月、6 个月时对病毒抗体进行检测。

4. 被 HIV 患者血液、体液污染的利器刺伤后,除按常规处理外,应尽早进行预防性用药,最好在 4 小时内实施,最迟不得超过 24 小时,即使超过 24 小时,也应当实施预防性用药;同时应在伤后 24 小时内抽血查 HIV 抗体,必要时抽取患者血液对比。在受伤后 1、3、6 个月时对病毒抗体进行检测。

5. 根据血源性传播疾病检查,上报养老机构相关部门,对处理结果进行随访,做好登记工作。

(钱湘云)

第 4 章

护理院常见病及病症的照护

第一节　神经系统疾病的照护

一、脑卒中的照护

（一）定义

1.脑卒中　俗称中风，指突然发生的脑局部血液循环障碍所引起的局限性或全脑功能障碍，以偏瘫、失语及感觉障碍等为主要特征，或伴意识障碍等。包括脑出血、蛛网膜下腔出血及脑梗死。

2.偏瘫　指一侧肢体、面肌或舌肌下部的运动障碍。

3.失语　指原有言语能力的受损或丧失，常表现为听、说、读、写等方面的障碍。

4.感觉障碍　指浅感觉（温度觉、痛觉、触觉）或深感觉（本体觉）的减退、丧失。

（二）脑卒中后的照护问题

1.日常生活能力障碍　无法独立完成日常生活中进食、穿衣、如厕等活动；由于平衡和协调功能障碍，导致坐、站、转移、步行等能力低下或丧失。

2.大、小便障碍　长期卧床易出现便秘、排便困难，尿失禁和尿频。

3.感觉障碍　如对温度感觉迟钝易引起烫伤或冻伤，不能感知运动的速度、力量、方向，行走时足底有踩棉花感，易跌倒等。

4.吞咽障碍　又称吞咽功能低下、吞咽异常，指不能安全有效地把食物输送到胃内的现象，易出现噎呛、食物误吸入气管，严重者可引起窒息。

5.失语　指听、说、读、写等障碍。

6.认知障碍　出现记忆力丧失、注意力下降、判断力降低、计算推理能力下降等，患者无法表达情感和需求时，易出现焦虑、抑郁等心理问题。

7.脑卒中的特殊问题

（1）肩关节半脱位：表现为肩关节腔向下倾斜，肩胛骨下角的位置比健侧低，患者感觉肩部不适或疼痛。

（2）肩手综合征：表现为肩关节及手部肿痛、活动受限或伴有皮色改变，严重者可能落下终身残疾。

（3）肩痛：多种因素可引起，表现为肩部剧烈疼痛、麻木、烧灼样痛，安静时无疼痛，肩部活动时出现。

（4）失用综合征：由于瘫痪长时间卧床，如果不进行被动或主动运动，2周左右就会出现明显的肌肉萎缩、骨质疏松、神经系统功能退化、心肺功能减退、吞咽功能和消化吸收功能退化，体质下降等。

（5）误用综合征：由于粗暴的被动关节活动、错误的照护方法等使偏瘫肢体肌群运动不协调，不能实现有效活动的现象，给患者日常活动增加困难。

（三）照护方法

1.体位摆放 以下体位摆放图片深色为偏瘫侧。

（1）患侧卧位：患侧在下，健侧在上，头部垫枕，患臂外展前伸置于枕上，托住患侧肩胛骨向前轻轻地拉出，以避免受压和后缩，肘与腕伸直，掌心向上；患侧下肢轻度屈曲位放在床上，健腿屈髋屈膝向前放于长枕上，健侧上肢自然放松，置于体侧舒适位（图4-1）。

（2）健侧卧位：健侧在下，患侧在上，头部垫枕，患臂伸展置于枕上，使患侧肩胛骨向前向外伸，肘与腕伸直，手指伸展，掌心向下；患侧下肢取轻度屈曲位，放于长枕上；患侧踝关节不能向内翻，悬在枕头边缘，防止足内翻下垂（图4-2）。

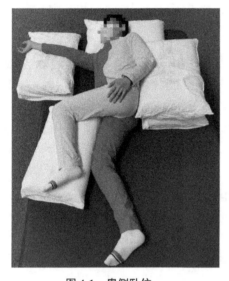

图4-1 患侧卧位

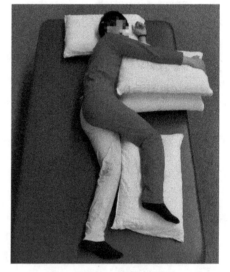

图4-2 健侧卧位

（3）仰卧位：头部垫薄枕，患侧肩胛下垫一薄枕，上肢放置于长枕上，肘与腕伸直，掌心向上，手指伸展位；患侧髋下、臀部、大腿外侧置于枕上，防止下肢外展、外旋，膝下稍垫起，保持微屈，患足中立位。该卧位易诱发肌张力，引起骶尾部、足跟外侧和外踝处发生压疮，尽量减少采取该体位的时间（图4-3）。

（4）坐位

1）床上长坐位时须保持躯干直立，背伸展，可用棉被或抬起的床头支撑躯干，髋关节屈曲90°，双下肢伸展，膝下垫小海绵垫；双上肢置于小桌上（图4-4）。

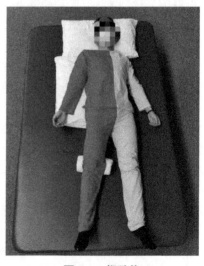

图4-3 仰卧位

2）轮椅坐姿要求左右两侧肩和躯干对称，躯干伸展、骨盆直立、髋膝踝三关节保持 90°屈位，避免髋关节的外展、外旋，小腿垂直下垂、双足底着地（图 4-5）。

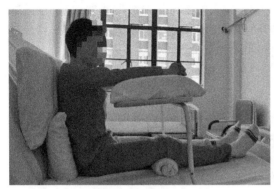
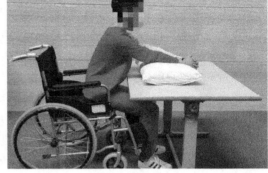

图 4-4　床上长坐位　　　　　　　　　　　　　图 4-5　轮椅坐姿

2. 翻身及体位变换　根据压疮危险度评估结果：高危者每 1～2 小时翻身 1 次、中危者每 2 小时翻身 1 次、低危者每 2～4 小时翻身 1 次，夜间视患者睡眠情况灵活掌握。

（1）辅助向健侧翻身：健腿置于患侧腿下方，翻身时健腿带动患腿一起翻转；由健手将患手拉向健侧，照护者立于患侧推动肩胛带、骨盆，帮助翻身至健侧。

（2）辅助向患侧翻身：照护者立于患侧，利用手与躯干夹住患侧上肢，从下面保护患肩，患者抬起健侧上、下肢；向患侧转动，完成翻身动作。

（3）辅助坐起：照护者立于患侧，帮助患者健腿置于患侧腿下方、带动患腿移至床边，照护者托住患侧肩胛骨并固定头部，同时患者用健侧肘支撑起上身，将双下肢移到床下，以臀部为轴旋转，即可完成坐起。

3. 转移

（1）床-椅转移：患者坐于床沿，轮椅置于健侧，与床呈 30°～45° 角，固定轮椅；照护者双腿夹住患腿膝部，患者双上肢放在照护者肩上，照护者两臂自其两肋下伸入腰部，使其身体前倾、臀部离床，以健足为轴转动，臀部对准轮椅，让患者平稳坐下并帮助坐满轮椅。

（2）坐-站转换：坐直，双足分开与肩同宽，照护者站在患者对面，指导身体前倾使重心落在双下肢之间，用双手抓住其腰带或扶持臀两侧，帮助抬臀、挺直躯干站起。

（3）辅助步行及上、下楼梯

1）辅助步行：照护者位于患侧，一只手从患侧腋下穿过托住患肩以支持肩胛带向上，另一只手握住患手使之保持伸肘、伸腕状态，嘱患者先迈患腿、后迈健腿。

2）上、下楼梯：上楼梯时，照护者在后方（比老年人低一层台阶）抓握其腰带给予扶持和保护；下楼梯时，照护者在前方（比老年人低一层台阶）抓握其腰带给予扶持和保护。上楼梯先上健腿、后上患腿，下楼梯先下患腿、后下健腿。

4. 吞咽障碍的照护

（1）进食体位：①首选坐位，身体稍前倾、头稍向前屈，鼓励患者尽量自行进食；②其次选半卧位，摇高床头 30°～60°，用软枕垫起偏瘫侧，照护者立于健侧协助；③病情严重者选健侧卧位，用健侧口腔进食，摇高床头 15°～30° 利用重力作用帮助下咽。

（2）食物的形态：脑卒中患者应首选糊状食物，特点是密度均匀、黏性适当、不易松散，糊状食物比稀的安全，容易在口腔内移动，通过咽和食管时易变形且很少在黏膜上残留。如菜泥、果冻、蛋羹、浓汤，温度以偏凉为宜，冷刺激能促进吞咽反射。

（3）一口量：即最适宜吞咽的每次进食入口量，正常人为20ml。一般先以 3～5ml 少量试之，然后酌情增加，如 5ml、10ml 等，量太多容易呛咳。前一口吞咽完成后再进食下一口，避免二次食物重叠入口的现象，还要注意选择容量为 5～10ml 的勺子为宜。

（4）注意事项：①进食时及进食后 30 分钟内抬高床头防止反流，不宜翻身、叩背、吸痰等（特殊情况除外）；②每次喂食结束后要喂少量温开水，以清除残留在咽喉部的食物残渣；③最好定时、定量，能坐起来的不要躺着，能在餐桌上进食的不要在床边。

5. 清洁照护　包括洗脸、刷牙、剃须、梳头、洗澡等。在护理员辅助下，鼓励患者尽量在洗手间用健手进行。如患手有部分功能者，把毛巾套在水龙头上，指导用患手单拧毛巾。脑卒中患者真正困难的是洗澡问题，不能下床者，照护者按床上擦浴法辅助完成；能下床者到洗手间，坐在防滑椅子上，由照护者帮助完成，避免跌倒、烫伤。

6. 穿、脱衣的照护　尽量穿宽松、肥大、前面开襟的衣服，拉链、纽扣可改为魔术贴，裤子、鞋带可用松紧带。尽量指导患者自己完成，必要时给予辅助。原则是先穿患侧、再穿健侧，先脱健侧、再脱患侧。

7. 大、小便障碍的照护

（1）排便的照护

1）合理安排饮食、饮水。

2）适量运动，减少卧床时间。

3）帮助养成晨起定时排便的习惯。

4）提供隐蔽性环境，指导患者不要抑制便意。

5）选取适当的排便体位，鼓励尽量下床坐位借重力协助排便。

6）腹部按摩促进肠蠕动。

7）按医嘱使用药物辅助等。

（2）排尿的照护

1）失禁护垫及纸尿裤是最安全的方法，每次更换纸尿裤时用温水清洗会阴和臀部，防止尿湿疹及压疮的发生。

2）保鲜膜袋法适用于男性，注意不要过紧，排尿后及时更换，更换时要清洗会阴部，保持局部皮肤清洁干燥。

3）透气接尿器，根据性别选择型号。

4）对于尿频者，照护者应给予充分的耐心，训练患者每隔 2～3 天排尿间隔时间增加 10～20 分钟，直到合理的间隔时间为止，避免长期卧床，指导老年人转移注意力，如看电视、听音乐等。

5）教患者学会收缩盆底肌肉的动作（缩肛动作），当有咳嗽、打喷嚏或大笑之前，主动缩肛避免压力性失禁。

6）留置导尿按常规照护。

（3）如厕照护：①床上排便时协助患者做桥式运动，仰卧位伸髋屈膝，嘱患者将臀部抬离床面，照护者一只手压住双脚，另一只手放置便盆（图4-6）；②床旁排便，用床旁坐便椅，可按床 - 椅转移法帮助，扶持患者坐稳排便；③卫生间如厕，应帮助完成从轮椅到坐便器的转移，穿、脱裤子，便后卫生及冲洗动作，卫生间墙面要安装扶手、地面要防滑。

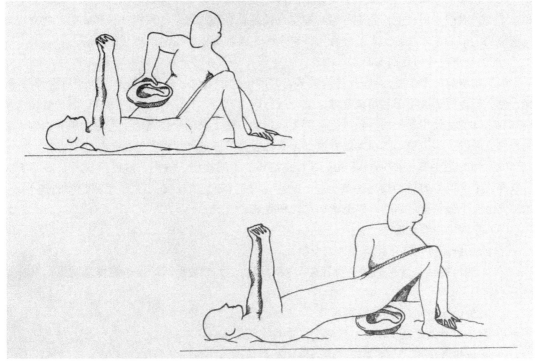

图 4-6　床上排便照护方法

8. 感觉障碍的照护

（1）浅感觉障碍的照护

1）冬天尽量添加被服，忌将取暖器靠近身体，患肢禁止使用热水袋。

2）饭、菜、汤及饮用、洗漱的水温一般为 30 ～ 40℃。

3）洗澡泡脚时要先调整好水温，洗澡时先放凉水后放热水，水温以 40℃为宜，时间不宜过长。

4）易引发烫伤的物品如开水瓶放在固定的位置。

5）尽量避开电器及厨房，防止烫伤和触电。

6）天气寒冷时，患肢勿裸露，鞋子要稍大，不要穿潮湿、过小的鞋袜，防止冻伤。

（2）深感觉障碍的照护

1）强化瘫痪侧肢体感知觉：尽量患侧卧位，卧床时患侧肢体对着开门方向，除进食以外所有照护操作应尽量在患侧完成，将所需物品放置在患侧，让患者用健手越过身体中线去拿取。

2）活动时预防跌倒：避免裤腿过长，穿防滑鞋；行走、上下楼梯时照护者反复用言语提醒患者注意其患肢；外出尽量扶栏杆和扶手、贴墙边，必要时用手杖或步行器。

9. 沟通交流及认知情感障碍的照护

（1）沟通交流障碍的照护：①鼓励患者采用笔、纸、图片、手势等表达自己的需求；②提问简单明了，让他（她）可以用字、词来回答，如"是""不是"，或用点头、摇头表示，以获取要表达的信息；③使用按日常生活用品与动作设计的交流板；④对正确的反应，通过鼓励、赞许等方式进行强化，对错误反应可以沉默或改变刺激内容，不应强行矫正，以免影响自尊。

（2）认知情感障碍的照护：①关爱、同情、理解患者，建立和谐的照护关系；②注意态度和蔼可亲，对患者提出的问题进行耐心解答，满足其合理需求；③积极开导和安慰，树立提高自理能力的信心；④鼓励患者听轻音乐、看电视、参加集体娱乐活动等放松心情。

10.脑卒中特殊问题的照护

（1）预防肩关节半脱位：①保持肩关节良好的位置，卧位时将患肩垫起，防止肩胛骨后缩，坐、站、行走时患肢给予悬吊或支撑；②在进行床上翻身、转移等各种活动时，照护者切勿牵拉患肩；③避免使用悬吊的滑轮进行健侧上肢带动患侧上肢的牵拉运动；④协助患者用健手帮助患侧上肢做上举运动；⑤帮助患者进行无痛性肩关节的被动运动，每日 1～2 次。

（2）预防肩手综合征：①避免患侧上肢尤其是手的损伤、疼痛、过度牵拉及长时间腕关节掌屈位；②卧位时适当抬高患侧上肢；③坐位时把患侧上肢放在小桌子上或轮椅的扶手上；④患侧上肢不做负重性活动，以免增加水肿和疼痛。

（3）预防失用综合征

1）长期卧床者要注意翻身等体位变换。

2）无法自行活动者帮助其全身各关节被动活动，关节被动活动操作流程及质量标准详见附表 4-1。

3）减少卧床时间、尽量坐位。

4）鼓励患者站立及步行、下床活动，参与交流、娱乐。

5）陪伴患者行走、上下楼梯、适当参加社会活动。

6）照护过程中注意保护患者残存功能，尽量指导协助，切忌替代完成。

（4）预防误用综合征：掌握正确的关节被动活动方法，先从健侧开始，然后参照健侧关节活动范围做患侧，动作要轻柔缓慢，在无痛范围内进行。每一个动作重复 10～20 次，每日 1～2 次。切忌暴力，以免造成损伤。

二、帕金森病的照护

（一）定义

1.帕金森病　又称震颤麻痹，临床表现以静止性震颤、运动迟缓、肌强直和姿势步态异常为主要特征，并伴有认知情绪障碍、睡眠障碍、二便异常、疼痛和疲劳等非运动症状。

2.静止性震颤　表现为静止时明显震颤，精神紧张时加剧，活动时减轻，睡眠后消失等特征。

3.运动迟缓　随意运动减少、减慢，表现为日常活动、讲话缓慢甚至困难。

4.肌强直　肌张力增高所致，表现为被动活动困难。

5.姿势异常　由于四肢、躯干、颈部肌肉强直，站立时呈"屈曲体姿"。

6.步态异常　行走时起步困难，双脚不能抬起，还可出现迈步后步伐小而快，不能立即停步或转弯，呈"慌张步态"。

（二）常见的照护问题

1.运动障碍　主要表现为震颤、运动迟缓、肌强直和姿势步态异常。

2.日常生活能力障碍　由于运动障碍使日常生活中穿衣、个人卫生、转移等能力将受到不同程度的影响，并随着病情的进展而逐渐加重。

3. 平衡障碍　运动迟缓、躯干肢体肌肉强直、姿势步态异常导致平衡能力下降，使患者出现体位转换障碍，日常活动中极易发生跌倒。

4. 吞咽障碍　面部肌肉协调运动障碍，使食物在口腔和喉部堆积，造成吞咽困难，是导致吸入性肺炎、营养不良的主要因素。

5. 言语障碍　发声吃力、不协调、言语清晰度下降、声音嘶哑、音量减弱等。

6. 二便障碍　腹胀、便秘及排尿困难。

7. 睡眠障碍　入睡、睡眠维持困难及睡眠行为障碍。

8. 认知情绪障碍　认知功能障碍主要表现在执行能力、注意力、记忆及视空间能力障碍等。情绪障碍，存在焦虑和抑郁等心理问题。

9. 疼痛　帕金森病疼痛的表现形式多样，主要有肌肉骨骼性疼痛、肌张力障碍性疼痛、神经根性疼痛、中枢性疼痛等。

（三）照护方法

1. 运动障碍的照护

（1）早期：①指导患者坚持躯干及四肢各关节的锻炼，如散步、打太极拳、做广播体操等；②鼓励参加下棋、打牌等各种娱乐和社交活动。

（2）中期：①面部锻炼，如皱眉、睁眼和闭眼、鼓腮、露齿和吹哨、噘嘴及微笑等；②头颈部锻炼，如头颈部上下运动、左右转动、左右摆动、前后运动，注意动作要缓慢轻柔；③躯干锻炼，如侧弯运动、转体运动、靠墙伸展、深呼吸等，注意运动时不能屏气。

（3）晚期：常因运动障碍严重而卧床不起，帮助患者做被动关节活动、按摩全身肌肉，动作要轻柔缓慢，避免造成疼痛不适、软组织损伤等。

2. 翻身

（1）床的高度要适宜（约 45cm），床垫硬度适中，睡衣要轻便宽松，不影响身体的转动。

（2）帮助患者双腿屈曲，用足支撑于床面，然后向右侧（或左侧）转动头部，左上肢（或右上肢）跨过躯干，用力抓住右侧（左侧）床沿，照护者立于左侧（或右侧）推动骨盆，随着骨盆的转动完成右侧（或左侧）翻身。

（3）翻身的频率参照本节脑卒中翻身照护方法。

3. 转移

（1）卧位－坐位：取右侧（或左侧）卧位，照护者立于右侧（或左侧）协助患者双下肢移向右侧（或左侧）床边，双小腿自然垂于床沿，一只手拉住患者左手（或右手），另一只手托住右肩（或左肩），嘱患者右侧（或左侧）肘关节用力撑起上身，以臀部为轴旋转，完成从右侧卧位（左侧卧位）的坐起。坐位转换卧位与上述动作相反即可。

（2）坐位－站位

1）座椅选择：以适合患者身体放松、进食等高度为宜（膝、踝两关节保持 90°屈曲位），坚实牢固，椅背可以支撑头部，有方便撑起的扶手，后腿适当加高，使座椅稍向前倾斜，便于站起。

2）站起：帮助患者臀部移至座椅前缘，两足分开与肩同宽，照护者站在老年人对面，指导其头向前移（使鼻尖超过足尖），用双手抓住其腰带或扶持臀部两侧，帮助抬臀、挺直躯干、双下肢用力站起。

3）坐下：协助患者背对椅子，大腿后部触及座椅前缘，双手支撑座椅扶手，使身体平稳向后坐下。

（3）行走

1）行走前：①帮助患者双手上举过头，仰头挺胸，伸展腰部，维持 5 ~ 10 秒；②然后双手放下，身体放松，双足分开略与肩同宽、站稳。

2）行走时：①用"1、2、1"口令提示进行步行，或借助患者的鞋掌发出的"嚓嚓"节奏声调整步伐；②提醒患者提足尖、足跟先着地、慢跨步、大步伐，保持正确姿势，摆动双臂并目视前方；③变换方向时照护者应提前告知患者双足分开，避免碎步；④当迈步困难时照护者嘱咐患者做深呼吸、伸展腰部等放松动作，帮助启动迈步。

3）行走结束后，指导患者平稳坐下。

（4）上、下楼梯：上楼梯时，照护者在后方（比患者低一层台阶）抓握其腰带给予扶持和保护。下楼梯时，照护者在前方（比患者低一层台阶）抓握其腰带给予扶持和保护；中晚期患者可以倒着下楼梯。

4. 吞咽障碍及言语障碍的照护

（1）吞咽障碍的照护：鼓励患者以肘部为活动轴，完成将勺子从盘子到口中的动作，自行进食，上肢伸展用双手端茶杯可自行饮水；环境清洁无异味，保持安静、避免谈笑，使患者集中注意力；给予充足的时间缓慢进餐，不催促、不打扰其进食。其余参照本节脑卒中吞咽障碍照护方法。

（2）言语障碍的照护：①日常照护中随时提醒患者尽可能提高声音响度；②通过嗑瓜子、吹气球方法等练习口腔肌肉及舌肌的协调运动，也可以帮助患者面对镜子练习；③鼓励患者大声朗读诗歌、报纸，每天坚持唱熟悉的曲子。

5. 个人卫生及穿衣照护

（1）个人卫生：①能下床者，安全坐位时进行洗脸、刷牙、剃须、梳头、洗澡等活动；不能下床者，照护者按床上擦浴法帮助其完成洗澡等。②抓握牙刷、梳子困难时可以增加把柄直径，也可以使用电动牙刷。③患者出汗多及时更换被服，注意随时清理泪水及口水，并保持局部皮肤清洁卫生。

（2）穿衣照护：①选择重量轻、舒适、保暖耐寒、宽松易穿脱的衣服，内衣最好是纯棉质地；②穿衣服的层次以不影响关节的活动范围、坐站转移及精细协调等活动为宜；③选择舒适、穿脱方便、支撑好、鞋底有弹性的鞋，以增加步行的稳定性；④给予足够的时间，鼓励患者尽量坐位时独立完成，必要时辅助。

6. 大、小便障碍的照护

（1）排便照护：参照本节脑卒中排便障碍照护方法。

（2）排尿照护：①指导患者放松精神，协助采用可行体位；②腹部按摩、热敷以刺激排尿；③听流水声，通过反射，诱导排尿；④协助定时、定量饮水，防止尿液浓缩刺激尿道引起排尿疼痛，增加排尿困难；⑤留置导尿按常规照护。

（3）如厕照护：参照本节脑卒中如厕照护的方法。

7. 睡眠障碍的照护　①指导患者养成合理的作息规律，定时入睡、起床；②环境安静无噪声，房间空气清新，光线柔和，温度、湿度适宜，床褥软硬适中；③睡前不可长时间看电视、聊天，忌喝咖啡、浓茶，忌食辛辣食物等，避免精神刺激，保持睡前情绪稳定；④帮助老年人用温水泡脚，做肢体按摩；⑤适当限制白天睡眠时间，尽量安排户外运动等。

8. 认知情绪障碍的照护

（1）鼓励患者日常生活尽量自理，根据自理程度提供相应照护。

（2）保留其看报、读书、下棋、听广播等各种兴趣爱好。

（3）陪伴拼图、搭积木、玩游戏等。

（4）尊重其人格及生活习惯，严禁对其进行嘲笑和歧视。

（5）耐心倾听诉求，不要有不耐烦的表现，及时满足合理需求，适时用点头等动作表示支持、理解。

（6）带领患者听舒缓音乐、观看影视作品等方式缓解压力。

（7）中晚期行走困难的患者，应帮助其坐轮椅参加各种娱乐活动，扩大生活活动空间。

9. 疼痛的照护

（1）了解患者的疼痛感受，帮助其取舒适体位。

（2）注意观察疼痛的部位、时间、程度，帮助寻求相应的治疗护理。

（3）局部热敷，注意避免烫伤。

（4）推拿、按摩僵硬的关节和肌肉。

（5）带领患者听音乐、看电视，指导深呼吸或大声数数等，转移、分散其对疼痛的注意力。

10. 安全的照护

（1）跌倒、坠床的预防

1）室内光线柔和充足，活动空间尽可能大，物品摆放有序、无障碍物，方便患者拿取。

2）地面保持平整、干燥、防滑，卫生间铺防滑地毯、周围安装扶手。

3）床铺要有护栏，最好一侧靠墙，必要时酌情使用约束带。

4）起床做到"三慢"，即醒后在床上静躺数分钟后慢慢坐起，坐起后数分钟慢慢站起，站起后数分钟慢慢行走。

5）鞋子合脚、防滑，避免衣裤过长。

6）行走时避开障碍物和行人，提醒其他人不要在其身旁擦身而过或在其面前穿过，也不要突然呼唤、惊吓患者，以免其分散注意力而跌倒。

7）随时提醒患者走路时将脚抬高，尽量跨大步伐，双臂自然摆动。

8）必要时照护者搀扶或使用手杖等合适助行器。

（2）烫伤、损伤等意外的预防

1）饭、菜、汤及饮用、洗漱的水，水温一般为 30 ～ 40℃。

2）洗澡、泡脚时要先调整好水温，洗澡时先放凉水，后放热水，水温以 40℃为宜。

3）使用热水袋时水温不能超过 50℃，热水袋不能直接接触皮肤，要装入用毛巾制作的套中，放在离身体 10cm 处。

4）应尽量避免使用电器、热水瓶。

5）选用不易打碎的不锈钢饭碗、水杯和汤勺，避免使用玻璃和陶瓷制品。

6）禁止单独使用锐利器械等危险物品。

7）外出时需照护者陪同，避开人多嘈杂、有障碍物的地方。

三、失智症的照护

（一）定义

1. **失智症**   俗称老年痴呆，是因脑部伤害或疾病等多种原因引起的以渐进性认知功能退化为主要特征的一组症候群，包括记忆力、语言、理解和注意力等退化，严重时无法分辨人、时、事、地等。

2. **日落综合征**   老年痴呆的患者一到黄昏、日落时刻，就开始出现焦躁、躁动、幻觉，甚至产生攻击倾向。

3. **激越**   情绪强烈、激昂，声音高亢响亮。

4. **定向力障碍**   是指对时间、地点、人物及自身状态的认识能力减退或障碍。包括地点定向力障碍和人物定向力障碍。

5. **行为异常**   幼稚笨拙，常进行无效或无目的劳动，如乱放东西、爱藏废品等；不注意个人卫生，甚至出现有悖于常理和妨碍公共秩序的行为。

6. **社会功能缺损**   行为退缩，不愿与他人交谈，不愿或不能参加家庭及社区活动。

（二）常见的照护问题

1. **记忆力障碍**   是失智症的核心症状，也是最早出现的症状。早期记忆力减退，后期对任何人、事、物均无记忆，包括自己的亲人。

2. **定向力障碍**   表现为经常走失和不认识过去熟悉的人。

3. **精神行为异常**   表现为淡漠、抑郁、焦虑、妄想、猜疑、幻觉、日落综合征、徘徊行为、激越（攻击行为）等。

4. **日常生活能力障碍**   由于记忆力减退及认知缺损，进食、穿衣和大小便等日常生活能力下降，并随着疾病进展而逐渐加重甚至丧失，需要照护者协助指导直至完全替代。

5. **言语交流困难**   表现为语言量减少或沉默不语，语言空洞、缺乏中心，因找不到合适的词语而突然中断讲话，或不适当地加入某些无关的词语，使人无法理解所表达的意思。

6. **睡眠障碍**   日间睡眠增加，夜间睡眠混乱，表现为吵闹不安、早醒。

（三）照护方法

1. 记忆力障碍的照护

（1）准备备忘录：把所有与患者生活密切相关的事情记下来，如电话号码、人名、地名、需办的事情等。

（2）设立提醒标识：对失智症患者的房间、床铺及卫生间等经常活动的场所可以利用一些熟悉的文字、图像等作为提醒标志。

（3）对于记忆障碍严重者，通过编写日常生活活动安排表、制订作息计划、挂放日历等帮助其记忆。

（4）当患者想不起某件事、某个人，极力想表达某个意思时，给予适当提示以减轻挫败感。

（5）照护者应尽量顺从患者的思维，不要刻意纠正，更不要争辩。

（6）通过看患者自己及亲朋好友的照片、录像，回忆过去的生活经历，帮助其认识目前生活中的人和事。

2. 定向力障碍的照护

（1）尽量保持患者生活环境稳定，必须改变时要采用缓慢渐进的方式，带领并反复指导其适应新环境。

（2）室内物品摆设应尽量简单、有序，常用物品要放在固定的地方。

（3）居室挂日历和闹钟，通过让患者看时间，帮助记住每天应做的事，卧室、卫生间的房门上可张贴醒目的标志，使其认识周围环境。

（4）对于定向力障碍严重者，要防止走失，应严密看护，外出时要陪同，还应在患者的口袋里放置写有其姓名、地址、电话等的卡片。

3. 进食的照护

（1）食物的种类：宜多样化、营养丰富食物，多吃蔬菜、水果，适量坚果，忌食辛辣刺激及含铝多的食物；以易咀嚼、易消化、软滑的食物为佳；每顿餐菜的花样不宜多，以 1～2 种为宜。

（2）进食的体位：自然坐姿，围围裙，身体稍前倾、头稍向前屈，将食物及进食所需用品放在餐桌易取处，鼓励其自行进食；半卧位，摇高床头 60°，放置餐桌，照护者立于方便操作的位置辅助患者进食。

（3）环境：保持进食环境安静，温度、湿度适宜，通风良好无异味，减少吵闹或剧烈的开关门声等干扰，避免分散患者的注意力。

（4）其他

1）充分尊重患者的意愿，不打乱其固有的进食习惯，规律进餐。

2）进餐时间要充足，以便充分咀嚼。

3）餐前协助其清洁双手，必要时可用手抓取食物。

4）照护者最好与患者一同进食，配合恰当的动作示范及语言交流，提高其进食的积极性。

5）督促或帮助患者喝足量的水，除开水外，可选择果汁、牛奶或汤类，必要时使用吸管。

6）对于易忘记进食或暴饮、暴食的患者，可以把食物分成小份，少食多餐，或者给少许零食、水果等，控制总量；还可以通过带其看电视、参加娱乐活动，分散其注意力。

7）尽量选择不易破碎的塑料、不锈钢等材质的餐具。

4. 穿衣的照护

（1）选择宽松的前开口上衣，袖口宽大，避免太多的纽扣、拉链，可用尼龙搭扣、揿钮替代，以弹性裤腰取代皮带；在上衣、裤子和衣服的左右做上明显的记号，在领口、袖口处贴上颜色鲜艳的标签以便于患者辨别；衣服按穿着的先后顺序叠放，衣服橱柜标明衣服种类。

（2）尽量让患者自己穿、脱衣服，照护者可在旁暗示、提醒，必要时一步步地、边用言语指导边用手教。

（3）坐位穿脱上衣、卧位穿脱裤子较为方便。

（4）如患者穿着不恰当，只要冷暖适宜，不宜刻意纠正。避免嘲笑或责备。

5. 清洁的照护

（1）帮助维持个人卫生习惯，保持皮肤、头发、口腔、指甲等清洁卫生。

（2）鼓励自行完成洗手、洗脸、拧毛巾、梳头、刷牙、开关水龙头等简单生活动作。

（3）中、晚期患者无法独立洗澡，照护者帮助制定时间表，选择其平静、合作的时间进行；对步骤方法遗忘的患者，协助过程中应委婉提醒，告知每一步步骤；根据其喜好及身体状况选择适宜的沐浴方式；能下床者由照护者陪伴到浴室，坐在防滑椅子上，自行或由照护者帮助完成，避免跌倒、烫伤。

（4）长期卧床者要保持床单位清洁干燥，及时更换被服。

6. 大、小便障碍的照护

（1）培养定时排便的习惯。观察排便规律，识别患者排泄需求迹象，定时提醒、引导如厕，依据能力给予协助与支持。

（2）厕所的标识明显、易理解，照护者应陪同帮助。

（3）教会患者褪下、穿上裤子的动作，教会其使用手纸清洁会阴；训练双下肢屈曲抬臀动作，以方便卧床时递放便盆。

（4）需用失禁护垫及纸尿裤的患者，每次更换纸尿裤时用温水清洗会阴和臀部。及时更换被大、小便污染的衣物。

7. 精神行为异常的照护

（1）注意观察患者的言行变化，多交谈，了解其心理状态，掌握谈话技巧，消除思想顾虑。

（2）对患者精神和性格变化，要理解、宽容；耐心倾听，对其唠叨勿阻挡或指责，切忌使用伤害感情或损害患者自尊心的语言和行为，使其受到心理伤害，产生低落情绪，甚至发生攻击性行为。

（3）当患者出现幻觉、妄想时，不要与其争辩，可设法转移其注意力，再耐心解释，并在医师、护士指导下进行照护，分析并找出引起行为异常的原因，防止再发生。

（4）尊重患者，不能对其进行人格侮辱，或采用关、锁的方法来处理。

（5）鼓励其进行力所能及的体力活动和运动，保持乐观情绪，减少不良刺激等。

（6）患者的任何活动都必须在照护者的视线内，避免用命令口气让其做或不做什么事情，切忌强迫其做不愿意做的事，对正向行为及时给予肯定和表扬。

（7）扩大活动空间，保持环境安静，尽量减少噪声，房间内不应放置危险物品。

8. 言语交流困难的照护

（1）主动与患者交流，说话声调要温和、语速要缓慢，注意目光交流及手势语言的应用，不能大声喊叫。

（2）尽量使用简单易懂的词语和启发性的问题，一次只说一件事，只需要回答"是"或者"不是"。如果患者一次没有听懂，可以重复 2～3 遍，直到听明白为止，并给足够的时间回答问题。

（3）对于有忘词或词不达意现象的患者，可鼓励其多说话，也可以通过看实物或卡片提示。

（4）随时提醒发音不清的患者说话声音尽量高些，不要怕说错，带领其大声朗读书刊、报纸。

（5）患者说错话并坚持己见时，可针对他（她）的问题给予适当的安慰与解释，并注意谈话技巧。

9. 睡眠障碍的照护　参照本节帕金森病睡眠障碍的照护方法。

10. 安全的照护

（1）预防跌倒、坠床

1）走廊、居室应光照明亮、均匀、柔和；地面清洁、干燥，防滑、防反光，避免几何图形装饰和滑动的地毯；居室家具边角软化处理，日常生活用品放置要易找、易取，应减少挪动。

2）床不宜过高（＜50cm），床边设活动防护栏，上、下床及变换体位时动作宜缓，必要时使用约束带。

3）对于站立、行走困难的患者，其难以承担却执意要自行完成的日常活动，应耐心规劝，妥善指导协助。

4）上下楼梯、外出散步时，照护者一定要陪伴和扶持，适当使用助行器。

5）裤子不能太长，鞋子防滑、大小合适，忌穿高跟鞋。

（2）预防走失：应避免患者单独外出，衣袋中最好放一张联系卡或在衣物上标明姓名、电话号码、地址，如走失时为送返人员提供信息；外出时照护者应跟护，避免把患者长时间搁置在某个地方，以防遭遇其他危险；对中、重度患者禁止让其单独外出。

（3）预防烫伤、损伤等意外：参照本节帕金森病烫伤、损伤等意外的预防照护方法。

11. 服药的照护

（1）药物不能放置在患者身边，必须看护其服药，帮助将药物全部服下，以免遗忘或错服。

（2）对拒绝服药者，需要细心解释，耐心说服，对劝说无效者可以将药研碎拌在饭中服下。

（3）吞咽障碍患者不宜吞服药片，应研碎后溶于水中服用。

（4）中、重度患者服药后常不能正确表达其不适，照护者要注意观察其服药后的反应，及时反馈给医师、护士。

12. 活动与休闲的照护

（1）活动：①指导失智症患者借助健身器械进行关节活动范围的维持训练、肌力增强训练。②嘱患者手指尽量多活动，如练习扣纽扣、写字、折纸等日常生活动作。③带领患者散步、做健身操、打太极拳等全身运动；注意循序渐进，量力而行，如有不适及时终止。④晚期长期卧床的患者，照护者要帮助其进行全身关节被动活动并做肢体按摩，每日 1～2 次，每次 15～20 分钟。

（2）休闲：①鼓励患者参加力所能及的娱乐休闲活动，如看影视节目、写字绘画、做手工编织等，以提高其对生活的乐趣；②带领患者听音乐、唱歌，将音乐融于日常生活中，不同场景播放不同的音乐。

（3）集体活动：动员和鼓励患者参加集体活动，如做游戏、开交流会等，创造与他人沟通和交往的机会，扩大生活空间。

四、植物人的照护

（一）定义

1. 植物状态　是由于大脑皮质广泛受损对自身和外界环境无意识，但能睁眼、有睡眠觉醒周期。

2. 植物人　植物状态可呈暂时性，也可持续存在，即持续性植物状态，俗称植物人。表现为患者虽能吞咽食物、入睡和觉醒，但无昼夜之分，无生活自理能力。

3. 意识障碍　是指患者对自身和周围环境刺激的觉醒感知能力不同程度地降低或丧失。

（二）植物人的照护问题

1. 意识障碍　患者可睁眼，似乎清醒，实际上意识丧失，无知觉、思维、记忆、意识活动和心理活动，不能执行简单指令。

2. 肢体活动障碍　肢体呈瘫痪状态，时有无意识的肢体运动。

3. 言语障碍　患者完全听不懂别人所说的话，无自发语言，不能理解或表达语言。

4. 吞咽障碍　主动进食功能丧失，少数患者有吞咽和咀嚼动作。

5. 大、小便障碍　大、小便失禁或潴留。

6. 日常生活能力障碍　患者意识丧失，转移、进食、穿衣等日常生活完全不能自理，需依赖照护者的替代。

7. 潜在并发症　患者长期卧床、生活不能自理，易发生压疮、肺部感染、泌尿系统感染等并发症。

（三）照护方法

1. 意识障碍的照护

（1）视觉刺激：①环境布置尽量接近患者病前的生活环境；②室内放置明亮的图片、喜爱的贴画和熟悉的照片等，安装可以不断闪烁并变换色彩的灯泡，视野上方悬挂颜色鲜艳的气球；③坐位是最佳的视觉体位，帮助患者取坐位，将双脚放于地上，观看熟悉的影视节目；④经常推患者到户外晒太阳，多看户外景色，让患者在大自然中加深视觉刺激；⑤对于能看到一张熟悉的脸、物品或照片等刺激物，并能集中注意力的患者，可以练习让其眼睛随着刺激物而移动，追视刺激物。

（2）听觉刺激：①所有的照护操作，都要与患者打招呼、交谈，说话语速要慢，语调要温和，对相同的话语要多进行重复。②定时播放患者喜爱的音乐和戏曲，播放各种动物的叫声，如鸡、鸭、猫、犬等，各种自然环境音，如汽车、火车、风、雨、雷、电等；音量以正常人能听清楚为宜，每次20～30分钟，每日3次。③协助家属定期与患者谈话，内容最好是亲近的人和事及患者平时感兴趣的话题，进行亲情呼唤。

（3）嗅觉刺激：①将咖啡、香水、麝香等患者熟悉的刺激物装入小瓶，每天给患者闻数次，每次不要超过10秒，应在洗漱后进行；②使用中药制成的香枕，置于患者头下，使其散发出的药味进入鼻腔，刺激嗅觉；③使用香水时注意不要与皮肤直接接触，以免产生嗅觉耐受性。

（4）味觉刺激：①用蘸有酸、甜、咸味溶液的棉签刺激患者的舌尖，如其无法控制唾液、流涎，则避免酸、甜味刺激；②在日常口腔照护时，使用甘油棉签或加味的清洁剂，如薄荷、柠檬水棉签，对口腔上腭、两侧颊部进行按摩刺激。

（5）触觉刺激：①利用软毛刷、毛巾等由肢体远端向近端进行快速擦刷；②抚摸患者的嘴唇、耳垂等头面部敏感区域，结合语言进行刺激；③用棉签触碰嘴唇和口周，当患者出现噘起、闭合嘴唇及逃避刺激的反应时，可逐渐增加刺激量；④通过清洗头发和洗澡等进行皮肤触觉刺激；⑤对四肢和躯干进行拍打、按摩，以及全身各关节被动活动，帮助其逐渐抬高床头过渡到直立床站立。

2. 肢体活动障碍的照护

（1）头部控制：坐位、站位时头部始终保持中立位，避免下垂及左右歪斜。

（2）全身肌肉按摩：按照由肢体近端到肢体远端的顺序进行，动作要轻柔缓慢，切忌粗暴。

（3）关节被动活动：进行肩关节外旋、外展和屈曲，肘关节伸展，腕和手指伸展，髋关节外展和伸展，膝关节伸展，足背屈和外翻活动。每日1～2次，每次每个关节做5～10遍。

（4）坐位练习：①床上坐位时，床头摇高至少30°以上，角度渐增至90°，一般每次30分钟，每日2～3次；②帮助患者每天定时下床进行坐位练习，每次30分钟。

（5）直立训练：如病床可以直立，帮助患者练习站立，角度从30°渐增至90°，站立时间需根据患者的适应情况逐渐增加，一般每次15～30分钟，每日1～2次。

（6）患者出现无意识的肢体运动时，照护者尽量顺应其活动方向保护肢体，不能强按硬拉。

3. 日常生活障碍的照护

（1）体位摆放：参照本节脑卒中体位摆放照护方法。

（2）翻身：①照护者站在病床一侧，帮助患者两臂环抱并放于胸前（向右翻身时，右臂在下，左臂在上；向左翻身时与之相反），将患者头部随枕头一起移到近侧。②照护者依次将患者的腰背部、臀部、双下肢移向近侧。③照护者转到对侧，帮助患者双膝屈曲立于床上，一只手扶住患者肩部，另一只手扶住膝部，借助膝盖、肩部两个支点的作用，协助患者翻身侧卧；④翻身侧卧后，患者上面的腿屈曲、下面的腿伸直，在患者两臂间、两腿间和背部各放一个软枕支撑。翻身的频率参照本节脑卒中翻身照护方法。

（3）转移：①床－椅转移；②坐站转换。均参照本节帕金森病转移照护方法。

（4）穿衣照护：参照本节帕金森病穿衣照护方法。

4. 吞咽障碍的照护　①吞咽障碍明显或完全不能吞咽的患者多采用鼻饲饮食，按鼻饲常规照护；②对于轻度吞咽障碍的患者，参照本节脑卒中吞咽障碍照护方法。

5. 大、小便障碍的照护　参照本节脑卒中大、小便障碍照护方法。

6. 预防并发症的照护

（1）预防压疮的照护

1）每 1～2 小时翻身、叩背 1 次，严禁拖、拉、推等动作。

2）使用防压疮床垫，保持床单位的干净平整无碎屑，使用棉质被服，被服柔软、干燥、无皱褶；夏季不宜用竹席和草席。

3）保持皮肤清洁，出汗时及时更换湿被服，腋窝、腹股沟等易出汗潮湿处，用纱布将皮肤隔开，以防发生湿疹，秋冬季天气干燥时可适当涂抹润肤油以防止开裂、破溃。

4）每日床上全身擦浴 1 次，会阴部皮肤清洗早晚各 1 次。

5）及时清理大、小便，尽量不使用一次性尿垫等不透气用品，避免尿液、粪便对皮肤的刺激。

（2）预防肺部感染的照护

1）定时开窗通风，保持室内空气清新，温度、湿度适宜，冬暖夏凉。

2）循环风消毒，每日 1 次；地面及室内物品用含氯消毒液擦拭，每日 2 次，减少探陪。

3）保持呼吸道通畅，定时翻身、叩背，气管切开的患者如有移位、分泌物堵塞等异常，及时汇报医护人员。

4）保持口腔清洁。

5）尽量坐姿吃饭喝水，咽完第一口再喂第二口，注意观察患者的表情，调整吃饭的速度，减少呛咳。

（3）预防泌尿系统感染的照护

1）留置导尿管的患者：按常规照护。

2）无导尿管的患者：①正确判断膀胱的充盈度，使用便盆接尿；②根据饮水量推断排尿时间；③勤观察患者，及时更换尿布，保持会阴部皮肤的清洁、干燥；④病情许可，每天饮水2000ml 左右，分次进行，夜间少饮；⑤观察尿液的颜色、量及性状，如有异常，立即报告护士。

（4）眼部、口腔、鼻腔并发症的预防照护

1）眼部：有许多患者眼睑不能闭合，可用生理盐水清洁眼睛每日 1 次；用湿润、不滴水的生理盐水纱布覆盖，或眼罩遮盖；必要时使用眼药膏、眼药水湿润保护双眼；按摩眼睑及眼周皮肤。

2）口腔：及时清除口腔残留物，口腔清洁照护每日 2～3 次；注意观察有无痰液结痂、异味、真菌感染及黏膜糜烂；口唇干燥者涂甘油或维生素 E。

3）鼻腔：防止空气干燥，用湿纱布盖于鼻部，以吸入湿润的空气。用润滑油润滑鼻腔黏膜，禁止抠挖。

五、脊髓损伤的照护

（一）定义

1. 脊髓损伤　是由于外伤、疾病及先天性等因素引起的脊髓结构及其功能的损害，导致损伤平面以下运动、感觉、自主神经功能障碍。按损伤程度可分为完全性脊髓损伤、不完全性脊髓损伤。

2. 完全性脊髓损伤　指损伤平面以下感觉、运动和括约肌功能完全丧失。

3. 不完全性脊髓损伤　指损伤平面以下，仍有部分运动、感觉和括约肌功能存在。

4. 四肢瘫　指颈脊髓损伤造成上肢、躯干及下肢功能损害。

5. 截瘫　指胸段以下脊髓损伤造成躯干及下肢功能损害，未累及上肢。

6. 肌痉挛　指损伤平面以下肌肉张力异常增高。

7. 直立性低血压　由平躺姿势突然转为坐位或站位时，出现血压明显下降，表现为头晕、呕吐、面色苍白、出汗等症状。

8. 异位骨化　是指在软组织内出现成骨细胞，并形成骨组织。局部有红、肿、热、硬结，多在受伤后 1 个月出现。

9. 矫形器　是指装配于人体四肢、躯干等部位的体外装置。

（二）脊髓损伤的照护问题

1. 运动障碍　主要表现为损伤平面以下肌力减退或消失、肌张力增高影响运动功能。

2. 感觉障碍　主要表现为损伤平面以下感觉（温痛觉、触压觉及深感觉）减退、消失或过敏。

3. 体温调节障碍　体温变化易受环境影响，冷环境时体温偏低，热环境时体温偏高，多数表现为高热。

4. 大、小便障碍　主要表现为便秘、尿潴留、尿失禁。

5. 心理障碍　表现担忧、焦虑、抑郁等。

6. 日常生活能力障碍　由于四肢瘫或截瘫，进食、穿衣、个人卫生等日常生活能力受限。

7. 并发症　脊髓损伤易发生压疮、肺部感染、泌尿系统感染、肌痉挛及关节挛缩、直立性低血压等多种并发症。

（三）照护方法

1. 运动障碍的照护

（1）良肢位

1）仰卧位：肩下垫枕头，肩关节略前屈、外展，肘关节伸直，前臂旋后，腕部背屈；髋关节伸直轻度外展，膝关节伸直位，踝关节中立位（图 4-7）。

2）侧卧位：双肩前屈，下侧肩关节屈曲 90°，肘关节屈曲 90°；上侧上肢前臂保持中立位，与胸臂间以软枕相隔；下侧髋、膝关节伸展，上侧髋屈曲 20°、膝屈曲 60°，软枕置于两腿间，

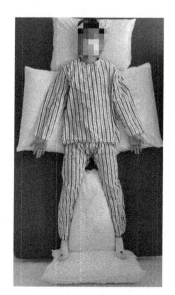

图 4-7　仰卧位

踝部自然背伸（图 4-8）。

3）注意枕头高度，以头颈部压下后一拳头高为宜，长度超过肩宽 15 ～ 20cm。

（2）翻身及转移

1）翻身：完全四肢瘫的患者，照护者帮助翻身，具体翻身方法参照本节植物人翻身照护方法。不完全四肢瘫和截瘫者鼓励尽量独立完成，必要时酌情提供协助。

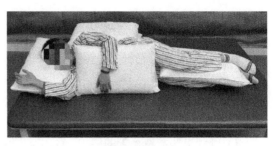

图 4-8　侧卧位

2）转移：完全四肢瘫的患者。①床-椅转移；②坐站转换，均由照护者帮助，参照本节帕金森病转移照护方法。不完全四肢瘫和截瘫者，鼓励其尽量独立完成，必要时酌情提供协助。

（3）关节活动度维持训练

1）完全四肢瘫的患者：①由照护者进行瘫痪肢体的被动运动，如上肢伸展、扩胸运动等，下肢髋关节伸直及外展、膝关节伸屈、踝关节背屈等活动，每日 2 ～ 3 次，每次 15 ～ 20 分钟；②从近端大关节至远端小关节全范围被动活动患肢关节，循序渐进，禁忌粗暴动作。

2）不完全四肢瘫和截瘫患者：鼓励其独立或在照护者的协助下进行主、被动的关节活动。

2. 感觉障碍的照护　参照本节脑卒中感觉障碍的照护方法。

3. 体温调节障碍的照护

（1）低温

1）体温不升时，添加毛毯、棉被，关闭门窗，增高室温，也可给予温热饮料。

2）注意气温变化，及时帮助患者衣着适当。气温在 21℃以下时，四肢瘫者尤其要注意保暖。

3）保持皮肤干燥，防止受凉，保证摄入充足的水分和营养。

（2）高热：①天气炎热降低室温、通风散热；②高热时，一般采取物理降温，如空调调节室温、减少盖被、温水擦浴、冰袋冷敷等，但冰袋不得置于前胸、腹部及后颈等部位，冷敷时间 10 ～ 30 分钟；③如有面色苍白、口唇发绀、四肢冰冷、寒战等寒冷反应症状，应暂停物理降温。

4. 大、小便障碍的照护

（1）大便障碍

1）选择富含纤维素的食物如蔬菜、水果及粗粮，多饮水。

2）尽量选择坐位排便，帮助较长时间的坐位以增加腹压。

3）有计划地定时排便，最好进食后 20 分钟进行。

4）以脐部为中心进行顺时针腹部按摩，每日 1 ～ 2 次，每次 15 ～ 20 分钟。

5）戴润滑手套，轻柔转动手指，刺激肛门及直肠，5 分钟重复 1 次，直到排便完全；或者将一根手指插入肛门内，将粪便弄碎移出。

6）按医嘱使用缓泻药、大便软化药、促进胃肠动力药物。

（2）小便障碍

1）尿失禁的照护：①男性可使用纸尿裤或阴茎套接尿器等；②女性可用护垫或穿纸尿裤，还可用女式透气接尿器；③应注意保持会阴部皮肤清洁、干燥，及时更换尿垫、尿裤、集尿器，并用温水清洗会阴，防止发生臀红、湿疹等。

2）留置导尿按常规照护。

3）清洁间歇导尿：①在医护人员指导下，了解相关解剖知识，掌握清洁间歇导尿的方法，具体操作流程及质量标准详见附表4-2；②患者每日液体摄入量应限制在1500～2000ml，并做到均匀摄入（每小时100～150ml，包括三餐中的摄水量，若喝汤或粥者应减少饮水量，晚间应减少饮水量）；③完全四肢瘫的患者由照护者完成，不完全四肢瘫和截瘫上肢功能良好的患者应独立完成，照护者酌情指导、协助。

4）耻骨上膀胱造瘘管的照护：①注意尿液颜色、尿量的变化，鼓励患者多饮水；②观察造瘘口有无尿液渗漏，保持造瘘口周围皮肤清洁、干燥；③在护士指导下定时开放膀胱造瘘管。

5. 心理障碍的照护

（1）创建一个温馨和谐干净的生活环境，室内色调要柔和，空气清新、无异味。

（2）充分尊重、理解、同情患者，关心其生活起居，尽量满足其合理需求，解决存在的困难。

（3）耐心倾听患者的诉说，重视其在疾病过程中出现的情绪波动，及时给予安慰、疏导，鼓励患者正确对待疾病。

（4）协助患者进行康复训练，对其取得的微小进步，应及时给予肯定和表扬。

（5）介绍恢复较好的同类病例，分享成功的治疗经验，帮助患者树立战胜疾病的信心。

（6）鼓励患者参加各种社会活动，播放患者喜欢的歌曲，转移注意力、促进有效放松。

6. 日常生活障碍的照护

（1）进食：完全四肢瘫患者，由照护者喂食；不完全四肢瘫患者，鼓励用吸管、支具等辅助独立完成，照护者酌情协助；截瘫的患者独立进食。

（2）穿衣、洗漱、洗澡等日常生活：完全四肢瘫和不完全四肢瘫上肢功能较差的患者，由照护者替代完成；不完全四肢瘫及截瘫上肢功能良好的患者，鼓励其独立完成，照护者全程监护、酌情协助。

7. 预防并发症的照护

（1）预防压疮

1）卧位：①鼓励和协助患者定时更换体位，每次1～2小时，动作应轻柔，避免拖、拉、推等动作；②床单位平整无皱褶，禁用草席和竹席，有条件者最好使用防压疮垫；③保持皮肤清洁干燥，坐骨结节、大腿粗隆、足跟等易受压部位，用软枕、棉圈等衬垫，并用滑肤液保护皮肤。

2）坐位：①指导患者坐位时尽量身体前倾，避免坐骨结节直接受压。②坐轮椅时，双手支撑抬臀或左右臀交替抬起减压，每次保持10～15秒；完全四肢瘫患者由照护者帮助完成，不完全四肢瘫和截瘫上肢功能良好的患者，鼓励其尽量独立完成，照护者全程监护、酌情协助。③轮椅尽量用硅胶或充气坐垫。

3）其他：①经常检查皮肤，防止烫伤、擦伤等损伤；②注意加强全身营养。

（2）预防肺部感染

1）帮助及时清理患者呼吸道分泌物，保持呼吸道通畅，必要时汇报医师、护士。

2）定时翻身变换体位，叩击背部，帮助患者有效咳嗽，促进排痰。

3）帮助患者正确使用呼吸训练器，吸气时正置、呼气时倒置，鼓励尽力把小球吹高。

4）带领患者吹蜡烛、吹气球、大声歌唱、说话等。

5）定时开窗通风，保持室内空气清新，温度、湿度适宜。

（3）预防泌尿系统感染：参照本节植物人预防泌尿系统感染的照护方法。

（4）预防肌痉挛及关节挛缩：①及时发现并去除膀胱充盈、便秘、寒冷、精神紧张等加重肌痉挛的因素。②在治疗师指导下，帮助患者保持肢体功能。③关节被动活动，四肢瘫患者由照护者完成；鼓励、协助不完全四肢瘫和截瘫患者进行关节主、被动活动范围训练。④佩戴适当的支具和矫形器。

（5）预防直立性低血压：①帮助或嘱咐患者从卧位到坐位或到直立位转换时，动作应缓慢；②直立训练之前，患者要穿弹力袜或用弹性绷带包扎双下肢，并佩戴腹围，直立角度由 30° 开始并逐渐增加角度；③如患者有头晕、眼前发黑、面色苍白、视物不清等症状时，立即取平卧位或半卧位，一般数分钟可以缓解；④上述症状如不能及时缓解，汇报医护人员处理。

（6）预防异位骨化：①照护者应掌握正确的关节被动活动方法；②进行关节被动活动时要注意动作轻柔，忌粗暴动作，以免损伤肌肉或关节，促使异位骨化发生；③避免过度牵拉肌肉或关节软组织；④在给患者做翻身等照护时应注意观察关节周围有无红、肿、痛等表现。

8. 矫形器及辅助用具的应用照护

（1）在治疗师的指导下掌握穿戴矫形器及支具的方法；患者穿戴前应检查矫形器及支具是否完好，内面是否平整、无皱褶；穿后如有摩擦、挤压等不舒适感，帮助及时脱下，查找原因；每天检查肢体有无红肿、破溃等皮肤过度受压现象，发现异常及时汇报。

（2）保持矫形器及支具干燥清洁，防潮防锈，金属关节部位经常涂抹润滑油；暂不使用时，放在安全的地方，防止重物的挤压；避免接触锐器及化学物品；不要把矫形器放在高温下烘烤，也不要用高浓度洗涤剂清洗；若发现松动、破损等问题，应及时送交厂家处理。

第二节　骨与关节疾病的照护

一、骨质疏松症的照护

（一）定义

1. 骨质疏松症　是一种全身性骨病，特征为骨量低、骨组织微结构损坏、骨强度下降，导致骨脆性增加，易发生骨折。疼痛、驼背、身高降低和脆性骨折是骨质疏松症的特征性表现。

2. 脆性骨折　指轻微创伤，以及日常负重、活动、弯腰和跌倒等导致发生的低能量或非暴力骨折。

（二）骨质疏松症的照护问题

1. 脆性骨折　常见部位为髋部、脊柱和尺桡骨远端。

2. 疼痛　以腰背部或周身骨骼酸痛为主，常于夜间、负荷增加或活动后症状加重，疼痛严重时可致翻身、坐起及步行困难。部分患者出现小腿三头肌阵发性痉挛伴疼痛，俗称"小腿抽筋"。

3. 脊柱变形　临床表现为身高缩短、驼背、胸廓畸形和伸展受限等。严重者影响心、肺及消化系统功能。

4. 日常活动能力障碍　主要表现为腰椎活动受限、腰背肌肌力下降，翻身、起坐、站立、行走等日常活动障碍，易发生跌倒等不良事件。

5. 知识缺乏　主要表现为不科学的饮食和运动。

6. 心理障碍　主要表现为焦虑及悲观。

（三）照护方法

1. 预防脆性骨折　主要是预防跌倒和坠床。

（1）居室环境：①室内光线充足，设施简单、物品摆放整齐、无障碍物，地面干燥防滑，卫生间设坐厕并安装扶手，夜间床旁备便器；②座椅、床高度适宜，床垫软硬适中；③日常所需物品如杯子、水瓶放在床边，方便患者取用。

（2）服饰：①老年人鞋子应防滑，大小合适，衣裤不宜过长；②帮助佩戴合适的眼镜、助听器，弥补视觉、听觉上的障碍。

（3）辅助具：帮助使用手杖、助行器、髋部保护带等保持身体平衡。

（4）其他：①改变体位时宜缓慢，外出行走、上下楼梯时有照护者陪同；②老年人应避免长时间弯腰、跪地等动作；③严重骨质疏松的老年人禁止叩背排痰。

2. 疼痛的照护

（1）限制活动：患者疼痛剧烈时帮助其卧床休息，床垫平整、软硬适中；合并腰椎压缩性骨折时帮助患者在床上大、小便，并保持轴线翻身。

（2）正确体位

1）仰卧位：枕头不宜过高，以头颈部压下后一拳头高为宜；双膝下垫海绵垫，腰下垫一软枕，髋、膝关节微屈，使全身肌肉放松，减轻疼痛。

2）侧卧位：枕头的高度以一侧肩的宽度为宜，腰后垫软枕、保持腰椎正常生理曲线，下肢稍屈髋屈膝。

（3）体位转换：①尽量侧卧位坐起（或躺下），保持躯干伸直使腰部不用力，必要时帮助患者佩戴腰围，以防屈曲腰部而加重疼痛；②坐站、蹲起站立时，保持躯干伸直使腰部不用力，必要时使用手杖或助行器；③转身时，以脚为轴心身体转动，不可旋转腰部；④转移注意力，照护者应多陪老年人聊天，带领其看电视、听音乐及下棋等，还可以指导其做深呼吸等放松训练。

（4）其他：①注意保暖，痛点明显时局部湿热敷，温度为 40～50℃，注意观察局部皮肤变化，防止烫伤；也可局部涂抹止痛药膏。②帮助正确使用矫形器以稳定、保护关节，减轻疼痛。③疼痛剧烈不能忍受者按医嘱给予口服镇痛药。④指导患者穿平跟软底鞋，行走时减少脚跟到脊柱的震动。

3. 驼背、胸廓畸形的照护

（1）坐位

1）坐姿：坐位时腰部放一靠垫，身体靠向椅背，端坐，双足触地，椅子的高度以小腿的长度为宜；注意避免长时间坐软沙发。

2）帮助老年人坐在靠背椅上，双手抓紧靠背两侧，帮助抬头挺胸，每次 5～10 分钟，每日 2～3 次。

3）指导老年人双手横握体操棒或长度超过肩宽的棍棒，放在肩背部，抬头挺胸，感到肩背部肌肉酸胀时保持 5～10 秒，每次 10 遍，每日 2～3 次。

（2）站位：帮助老年人双脚分开与肩同宽，背对墙站立（距墙约 20cm），两臂上举并后伸，同时仰头，手背触墙面保持 5～10 秒，每次 10 遍，每日 1～2 次。

（3）卧位：老年人取仰卧，在驼背凸出部位垫厚约 10cm 的垫子，嘱全身放松，两臂伸直，手掌朝上，胸部前挺双肩后压，每次 5 ～ 10 分钟，每日 1 ～ 2 次。

（4）严重驼背、胸廓畸形的老年人如有不明原因的气短、便秘等症状，及时汇报医师、护士。

4. 日常生活障碍的照护

（1）饮食照护

1）注意蛋白质的补充，多摄入牛奶及奶制品、鱼虾、豆制品、新鲜蔬菜水果等含钙较高的食物。

2）增加富含维生素 D 的食物，如鱼肝油、动物肝脏、蛋黄等，以增进钙在肠道内的吸收。

3）饮食中加入蒜头及洋葱，可强化骨骼。

4）少吃腌制食物，如咸鱼、咸肉、咸菜及腊味食品，每日摄盐量＜ 5g。

5）避免过多摄入芦笋、甜菜、菠菜等富含草酸的食物，因为草酸能抑制人体对钙的吸收。

6）戒烟限酒，适量饮茶和咖啡，控制糖的摄入，少喝碳酸饮料。

7）不宜盲目控制体重，因为正常体重者的骨密度要高于瘦小者的骨密度。

（2）增加日光照射：①带领老年人进行户外活动，保证充足的阳光照射，每天 30 分钟以上；②对于卧床或行动不便的患者，安置在阳光充足的房间，床最好靠南侧窗户，条件允许可选择户内日光浴；③注意避免强烈阳光照射，以防灼伤皮肤；④尽量不涂抹防晒霜、不用遮阳伞，以免影响日照效果。

5. 运动照护

（1）运动方式

1）如患者由于疼痛不愿活动，照护者帮助其进行被动关节活动度训练，在无痛状况下完成全关节活动范围的运动，各方向关节运动均要进行训练，手法轻柔，速度缓慢。

2）心肺功能和四肢关节功能无异常的老年人：①在护士指导下，协助老年人徒手或借助功率自行车、运动平板、划船器等器械进行关节活动范围和肌力训练；②全身运动以适当有氧运动为宜，包括打太极拳、跳舞、做老年体操、慢跑和步行等，其中以运动性慢跑和步行为主要方法，每日慢跑或步行 3000 ～ 5000m。

（2）运动频率：一般每周运动锻炼 3 ～ 5 次，每次 30 分钟为宜。

（3）运动量：根据老年人心肺功能等情况，在护士指导下，带领老年人活动，运动幅度由小渐大，逐步增加活动量，动作宜缓；运动后微出汗、轻度疲劳属于正常，以次日不感到疲劳为度。

（4）注意事项

1）选择在空气流通、温湿度适宜的地方进行运动。

2）不宜空腹运动，应在饭后 1 小时进行。

3）照护者全程陪伴，注意安全，预防跌倒等意外。

4）运动过程中如出现胸闷、气促、头晕等不适，应立即终止，汇报医师、护士及时处理，

5）如有感冒、疲劳等不适，应暂停运动。

6）遵循持之以恒、循序渐进的原则。

6. 心理障碍的照护　参照本章第一节脊髓损伤心理障碍的照护。

7. 服药照护

（1）协助老年人空腹服钙剂，指导多饮水，饮水量在每日 2500ml 以上。

（2）维生素 D 与钙剂同时服用，不可食用含草酸的绿叶蔬菜。

（3）注意观察不良反应，如出现心动过速、血压增高、面部潮红、恶心等症状，要汇报医师、护士处理。

二、骨折及骨折术后的照护

（一）定义

1. 骨折　是骨或骨小梁的完整性和连续性发生断离，引起以疼痛、肿胀、青紫、功能障碍、畸形等为主要表现的疾病。

2. 深静脉血栓　是指血液在深静脉血管内不正常凝结引起的病症，多发生于下肢。

（二）骨折的照护问题

1. 疼痛及肿胀　骨折后由于损伤毛细血管、肌肉、韧带等骨折端周围组织，导致局部肿胀伴疼痛。

2. 日常生活能力障碍　局部制动、长期卧床休息、肌力下降、关节活动受限等严重影响骨折患者的日常活动能力。

3. 关节活动障碍　骨折后因关节制动，使关节活动受限；非外伤部位的关节也可因长期不活动导致关节僵硬活动障碍。

4. 心理障碍　部分骨折患者经治疗后仍存在较明显的功能障碍，并短期内不会改善时，可出现各种心理问题，如焦虑、抑郁等。

5. 并发症　骨折及骨折术后易发生压疮、肺部感染、泌尿系统感染、下肢深静脉血栓等多种并发症。

（三）照护方法

1. 疼痛及肿胀的照护

（1）疼痛的照护

1）关心患者的疼痛感受，在护士指导下帮助取合适体位，放松身体。

2）带领其进行简单的深呼吸锻炼，放松腹背肌，进而起到减轻疼痛的作用。

3）通过与其交谈、播放轻柔音乐、看影视作品等措施分散注意力。

4）受伤肢体制动，并注意保暖。

5）必要时按医嘱使用镇痛药，密切观察用药后反应。

（2）肿胀的照护

1）保持床单位清洁、干燥、平整、松软，宜穿质地柔软、吸汗性强、宽松的衣服。

2）患肢适当抬高，高于心脏水平 20 ~ 30cm。

3）在护士指导下进行患肢适度活动，范围由小到大，强度由弱到强。

4）使用由远端向近端的向心性手法按摩患肢。

5）观察患肢的颜色、温度、感觉，一旦发现异常现象，立即报告医护人员。

2. 日常生活障碍的照护

（1）体位及转移的照护：①在护士指导下将患肢摆放于功能位；②不随意搬动患者，翻身时要全面顾及各个损伤部位，不加重骨折的移位，尽量不压迫受伤肢体；③如确需搬动时应与他人协作，操作轻柔，减少疼痛的刺激；④对于髋、脊柱等特殊部位骨折的患者应在护士带领下变换体位。

（2）饮食的照护：①指导患者进食高蛋白、高热量、高维生素、高钙、高铁饮食，多饮水；②添加香菇、薏苡仁及冬瓜等食物以促进血液循环；③多食用水果及富含维生素的蔬菜，避免进食易产气的食物，如牛奶、糖等；④鼓励补充钙质及维生素 D，多食用豆类、虾皮、海带、紫菜等含钙丰富的食物，适当晒太阳。

（3）穿脱衣的照护：参照本章第一节的脑卒中患者穿脱衣的照护方法。

（4）如厕照护：髋关节置换术的患者，术后 3 个月内避免髋关节屈曲＞90°，可选用加高的坐便器，或帮助患者身体稍后仰，患腿前伸，健腿屈曲缓慢坐下。

3. 关节活动障碍的照护 ①尽早帮助患者进行关节被动活动；②在治疗师指导下正确佩戴动态或静态渐进支具以增加关节活动范围；③按摩受限关节周围肌肉，以缓解肌肉紧张，避免使用强拉硬掰等暴力手法；④注意保暖，避免寒冷刺激。

4. 心理障碍的照护 ①创造安静、温馨、舒适的病房环境，保证每天充足的休息和睡眠时间；②尊重、支持、关心与同情患者，尽量满足其合理需求；③转移注意力，防止不良因素的刺激。

5. 预防并发症的照护

（1）预防压疮：参照本章第一节中植物人预防压疮的照护方法。

（2）预防肺部感染：参照本章第一节中植物人预防肺部感染的照护方法。

（3）预防下肢深静脉血栓

1）卧床患者每 2 小时翻身 1 次，非受累肢体被动活动每日 2～3 次，并给予适当的手法按摩。

2）鼓励患者尽量下床活动，带领患者做深呼吸及咳嗽动作；避免长时间保持同一个姿势，坐位时脚部应着地。

3）衣着要宽松，帮助正确穿戴加压弹力长袜。

4）卧床休息期间，采用抬高床尾的方法将患肢抬高 20°～30°。

5）鼓励患者多吃新鲜蔬菜、水果，多饮水，饮水量 2000ml/d 左右，避免大便干结，保持大便通畅；戒烟、戒酒。

6）注意保暖，防止感冒，寒冷季节室温适宜在 25℃左右。

6. 助行器的应用照护

（1）手杖

1）长度：①患者站立，手臂下垂从地面到手腕的高度；②拄拐杖时，肘弯曲角度以 30°为宜。

2）准备工作：①嘱患者站稳，双脚分开略与肩同宽、目视前方；②裤子不宜过长、过宽，穿大小合适、防滑的平底鞋；③手杖的下端着力点在同侧脚旁 15cm 处。

3）使用方法：①三点步。重心落健腿，向前移手杖，移患腿向前，与手杖平齐，健腿跟上，即"手杖－患侧－健侧"。②两点步。患腿和手杖同时前移，再迈健腿，可以提高速度，即"手杖和患侧同时，再健侧"。③上、下台阶。上台阶时，首先把手杖放在上一个台阶上，先上健侧脚，移动重心在健侧脚上，再跟上患侧脚；下台阶时则患腿先下，健腿后下。

4）注意事项：①帮助患者调整重心再迈步；②照护者应陪伴，防止意外跌倒；③使用前检查螺钉连接及防滑垫情况，松动及磨损要及时更换；④生活环境做到无障碍设施。

（2）腋拐

1）长度：①患者站立，上端到腋窝下 3～4 横指的高度；②患者身高减 41cm；③腋拐与躯干侧面成呈 15°角为宜。

2）准备工作：①嘱患者站稳，双脚分开略与肩同宽、目视前方；②裤子不宜过长、过宽，穿大小合适、防滑的平底鞋；③腋拐下端着力点同侧脚前外侧方 10cm 处。

3）使用方法：①四点步。左拐－右腿－右拐－左腿，每次移动一个点，保持 4 个点在地面，如此反复进行。②两点步。一侧拐与对侧脚同时迈出，稳定后，另一侧拐与其相对应的另一侧脚再向前迈。

4）注意事项：参照手杖的注意事项。

（3）步行器

1）高度：与手杖的长度相同。

2）准备工作：①选择两轮式步行器，既具有稳定性，也方便推移；②使用前检查步行器是否完好，连接处有无松动；③嘱患者站稳，双脚分开略与肩同宽、目视前方。

3）使用方法：①帮助患者双臂抓在扶手上，以支撑部分体重；②身体稍前倾，减少下肢的承重；③推助行架，小幅度前行。

4）注意事项：避免患者身体重力过度向前倾，防止跌倒；余参照手杖的注意事项。

三、骨性关节炎的照护

（一）定义

骨关节炎又称退行性关节炎、骨关节病、增生性关节炎。主要表现为关节缓慢发展的疼痛、僵硬、肿大，伴关节功能障碍，最终可导致关节功能丧失。好发于负重较大的膝关节、脊柱关节、髋关节及活动较多的远侧指间关节等部位。

（二）骨性关节炎的照护问题

1. 关节疼痛　初期疼痛轻微，逐渐加重，呈持续性钝痛，往往关节活动后加重，休息后减轻。

2. 关节肿胀　多因关节腔内积液、关节周围软组织炎症及骨质增生引起的骨性肥大。

3. 关节僵硬、活动度受限　关节周围软组织、关节囊挛缩，关节内粘连常引起关节僵硬，主、被动活动均受限。

4. 日常生活能力障碍　关节炎引起手等肢体功能障碍，导致生活不能自理，如进食、穿脱衣服、个人卫生等活动受限。

5. 心理障碍　关节炎影响患者日常生活和社会活动，加重经济负担，特别是慢性关节炎，反复发作，往往引起焦虑、抑郁等。

6. 知识缺乏　缺乏保护关节的基本知识和方法。

（三）照护方法

1. 疼痛及肿胀的照护

（1）合理休息

1）急性期、活动期应卧床休息，枕头不宜过高，床垫软硬适中，在护士指导下尽量保持肢体功能位。

2）仰卧时，在足部放置支架，防止衣被下压造成足下垂。

3）避免长时间采用同一种卧姿，仰、侧、俯卧位交替变换。

4）避免或减少屈膝运动，如上下楼梯、深蹲等。

5）髋、膝关节炎者尽量不做跑步、跳绳等运动，以减少对关节的冲击力。

6）日常生活中尽可能减少不必要的活动。

（2）冷、热应用

1）冷应用：急性期或肿胀与疼痛明显的患者，按医嘱帮助使用冰袋冷敷或冰块按摩，温度为 0℃，每日 1 ～ 2 次，每次 20 分钟。

2）热应用：对慢性期或肿胀与疼痛不明显的患者，按医嘱帮助使用热敷垫、热水袋，温度 45℃，时间 15 ～ 20 分钟。

（3）分散注意力：通过听音乐、看影视节目等方式，分散其对疼痛的注意力。

（4）其他：帮助患者记录从事某种活动出现肿痛或疲劳的时间，根据这些记录，控制以后类似活动的时长，避免疼痛或疲劳的再发生。

2. 关节僵硬、活动度受限的照护

（1）指导患者经常变换姿势或体位，以避免受累关节长时间处于某种位置上。

（2）带领稳定期的患者参加各种娱乐性运动，如下棋、弹琴、桌球、乒乓球、散步、园艺活动、骑车等。

（3）鼓励患者尽量下床活动，避免长期卧床，帮助卧床患者做关节被动活动，每次 30 分钟，手法应轻柔缓慢。

3. 日常生活障碍的照护

（1）穿衣照护：衣裤要宽松，易于穿脱，纽扣要大或用拉链；上衣在前方开口，鞋帮要有纽襻；也可以使用穿衣、穿袜器及鞋拔，帮助穿脱衣服和鞋袜。

（2）饮食照护

1）食物的选择：注意补充钙、维生素、蛋白质，多进食新鲜水果、蔬菜，适量脂肪、胆固醇等，低盐低糖，忌食酸、冷、辣等刺激性食物，戒烟限酒。

2）其他：患者手指关节受累时抓握困难，帮助其采用增粗、增长把柄的用具，解决送食困难；必要时由照护者协助。

（3）个人卫生照护：指导单手拧毛巾、单手使用毛巾洗澡等，采用长柄发梳梳头；使用足踏式、推动式自来水开关。

（4）如厕照护：下蹲困难的患者，加高坐便器；不能下床者，帮助其在床上排便。

4. 心理障碍的照护　参照本节骨折及骨折术后心理障碍的照护方法。

5. 关节的照护

（1）改善环境：①升高床、坐厕，常用物品放在较高的位置，尽量减少下蹲动作；②座椅应舒适、有扶手，必要时加高，避免使用软垫及向后斜靠的椅子；③如手指关节受累，日常生活中可以借助开罐器、电动剪刀、轻或长柄的厨具，以减轻对关节造成的不适当压力。

（2）控制体重：①避免肥胖，帮助超重者积极减肥，防止加重关节负担；②照护者应知晓饮食控制的重要性，配合护士加强对患者的饮食教育，帮助其调整饮食习惯，防止暴饮、暴食；③鼓励患者散步、骑功率自行车等适宜的户外活动和体育锻炼。

（3）站姿：头中立，挺胸，双肩不下垂、不耸肩，腹部微收。

（4）坐姿：选择直角靠背椅，双膝关节屈曲 90°，双足自然放置地面。

（5）走姿：指导行走时保持脊柱直立，切记不可扭身体；女性慎穿高跟鞋，建议穿厚底而有弹性的软底鞋。

（6）日常生活中尽量避免跪位、蹲位动作；减少频繁登高运动，如上、下楼梯等，必要时利用扶手减轻对下肢关节的压力。

（7）环境温度、湿度适宜；注意保暖，防止受凉、受潮。

6. 助行器和矫形器的应用照护

（1）助行器的应用照护：参照本节骨折及骨折术后助行器的应用照护。

（2）矫形器的应用照护：参照本章第一节脊髓损伤矫形器的应用照护。

四、颈腰椎疾病的照护

（一）定义

1. 颈椎病　是因颈椎间盘退行性病变及其继发性改变压迫或刺激邻近组织而引起的一系列临床症状和体征。颈椎病一般分为 5 型：神经根型、脊髓型、椎动脉型、交感型及混合型。

2. 腰椎间盘突出症　是指腰椎间盘的纤维环破裂、髓核组织突出，压迫、刺激相应水平的一侧或双侧腰骶神经根所引起的一系列症状和体征。

（二）颈腰椎疾病的照护问题

1. 疼痛

（1）颈椎病疼痛表现：颈肩及上肢均可出现疼痛、酸胀、麻木，程度及持续时间不尽相同。

（2）腰椎间盘突出症疼痛表现：①腰痛是腰椎间盘突出最主要的临床表现；②坐骨神经痛，疼痛多为刺痛，常伴有麻木、酸胀的感觉，疼痛可在打喷嚏或咳嗽时加重。

2. 日常生活能力下降　颈椎病、腰椎间盘突出症患者因头颈、四肢、躯干等部位疼痛不适而使日常生活受到影响，严重者梳头、穿衣、提物、洗漱、个人修饰、站立行走等基本活动明显受限。

3. 感觉障碍　颈、腰椎疾病常伴有肢体无力、麻木、疼痛及感觉异常。患者常常主诉走路有"踩棉花感"。

4. 心理障碍　颈腰椎疾病相对病程较长，不易痊愈，部分患者可出现悲观、恐惧和焦虑的心理。

5. 知识缺乏　缺乏保护颈腰椎、运动锻炼的基本知识和方法。

（三）照护方法

1. 疼痛的照护

（1）颈椎病疼痛的照护

1）卧床休息：①保持仰卧姿势每日 3～5 小时；②切忌高枕、无枕睡眠；③注意观察疼痛部位、肢体麻木无力的变化，如有异常及时汇报医护人员。

2）颈部制动：离床活动时，在医护人员指导下，帮助患者使用颈围以限制颈椎过度活动。

3）避免颈部处于过度屈曲位或长期固定于同一姿势。

4）注意颈部保暖、防寒、防潮。

（2）腰椎间盘突出症疼痛的照护

1）卧床休息：①一般卧床休息 1～3 天，中、重度疼痛患者应卧床休息 2～3 周。②床垫软硬适中，仰卧时膝微屈，腘窝下垫一小枕头，全身放松，腰部加一薄枕；侧卧时屈膝、屈髋，可以在膝盖之间垫一个枕头。

2）腰部制动：离床活动时，帮助患者使用腰围以限制腰背肌的过度活动，必要时应用步行器。

3）避免长时间固定于某种姿势（如久坐、久站），防止加重腰腿痛症状。

4）注意腰背部及下肢的保暖，防寒、防潮。

2. 日常生活的照护　参照本节骨性关节炎日常生活的照护方法。

3. 安全的照护　参照本章第一节帕金森病预防跌倒、坠床的照护方法。

4. 心理障碍的照护　参照本节骨折及骨折术后心理障碍的照护方法。

5. 保护颈腰椎的照护

（1）保护颈椎的照护

1）合适的枕头：①选择软硬适宜，中间低、两端高的枕头，材质以松软、透气性能好、可塑性强为原则；②仰卧位枕头高度以 12 ～ 15cm 为宜，枕头放置于颈后，使头部保持略后仰姿势；③侧卧位枕头高度与一侧肩等宽。

2）正确体位：①仰卧位时，帮助患者头颈部保持自然后伸位，胸部及腰部保持自然曲度，髋、膝关节略屈曲状，使全身肌肉放松，此体位最佳，侧卧位姿势次之，尽量不采用俯卧位；②选择高度适中、稳固及能支撑背部的椅子，采取自然端坐姿势，胸部保持直立；③站立时，头部保持水平位置，下颌向内收，使颈部肌肉放松。

3）纠正不良体位：①避免长时间坐位低头玩手机、打牌、看电视等不良习惯，提醒其经常调整身体的姿势；②电视等物品应放置于平视或略低于平视处；③提醒长时间看电视、看书的患者，要定时改变头颈部体位，远视前方，30 分钟 1 次，每次保持 1 ～ 2 分钟；④避免长时间弯腰、屈背、低头做家务活，防止颈部用力过猛，忌用颈部扛、抬重物。

4）合理饮食：①帮助选择易消化、富营养的饮食；②多食蔬菜、水果以增加肠蠕动，防止便秘；③戒烟、少酒，多饮水；④应注意合理摄入含钙食物，如牛奶、豆制品、虾米等，预防缺钙。

5）颈部保暖，防寒、防潮湿。避免夜间、凌晨洗澡时受风寒侵袭；冬季外出应戴围巾或穿高领毛衫等。

6）运动锻炼：①左顾右盼。取站位，双手叉腰，头轮流向左右缓慢旋转，每当旋转到最大限度时停顿 3 ～ 5 秒。②前屈后伸。做此动作时伴随深呼吸，呼气时颈部前屈，下颌接近胸骨柄上缘，吸气时颈部后伸至最大限度。③侧方牵伸。吸气时头向左侧牵伸，呼气时头还原，右侧同理。④上肢运动。做上肢的上举、后伸、外展、内收动作，左右交替进行。⑤以上动作一般每组 10 次，每日 2 ～ 3 组。运动过程中，患者有头晕、心慌等不适症状时，立即停止，并汇报医护人员。

（2）保护腰椎的照护

1）维持肢体正确姿势：①卧位。同腰椎间盘突出症疼痛的卧位。②卧位 - 坐位。参照本章第一节帕金森病的卧位 - 坐位照护方法。③坐姿。坐位时腰部要挺直，椅子要有较硬的靠背，椅子和腰背之间上放一个小枕头或垫一些毛巾，椅子高度与患者小腿长度相等，最好不要坐沙发，避免长时间坐位，建议每坐 40 分钟后站起活动 5 ～ 10 分钟。④坐 - 站。从座位上站起时，屈髋身体前倾，调整好重心后起立。⑤站姿。抬头挺胸、腹微收、双肩放松、双手自然下垂于身体两侧，双下肢分开略与肩同宽。⑥如长时间坐车或行走，帮助佩戴腰围，注意保护腰部。

2）避免不良姿势：①搬物品时，姿势端正，屈膝、屈髋下蹲，从地面端起物品，不要直腿、弯腰搬运；②长时间弯腰后，不要猛然直腰。

3）控制体重：参照本节中骨性关节炎日常生活的照护方法。

4）合理饮食：同保护颈椎的合理饮食。

5）注意腰背部保暖、防寒、防潮。尤其是秋、冬两季，应随天气的变化增加衣服，夏天空调的冷风切忌对着腰背部吹。

6）运动锻炼：①桥式运动。帮助患者取仰卧位，双腿屈曲，双脚平放床上，腰部用力，使身体离开床面（图4-9）。②仰卧挺胸。帮助患者取仰卧位，双腿伸直，抬起胸部和肩部；③俯卧抬腿。帮助患者俯卧于床上，腰部用力，双腿伸直轮流抬高。④空中踩车。帮助患者取仰卧位，双腿抬起，在空中模拟骑自行车动作。以上动作一般每组 10 次，每日 2～3 组。

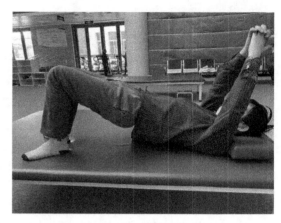

图 4-9　桥式运动

第三节　护理院常见病症的照护

一、压疮的照护

（一）定义

1. 压疮　又称压力性皮肤损伤，是指身体局部组织长期受压，血液循环障碍，局部组织持续缺血、缺氧，营养缺乏，致使皮肤失去正常功能而引起的局限性组织破损和坏死，通常位于骨隆突处，由压力（包括压力联合剪切力）所致。

2. 剪切力　是指施加于相邻物体的表面，引起相反方向的进行性平行滑动力量。它作用于皮肤深层时，引起组织相对移位，切断较大区域的血供，因此，剪切力比垂直方向的压力更具危害。

（二）压疮的照护问题

1. 皮肤完整性受损　具体分为 4 期。

（1）Ⅰ期（淤血红润期）：表现为红、肿、热、麻木或触痛。

（2）Ⅱ期（炎性浸润期）：皮肤表面呈紫红色，有小水疱形成，极易破溃。

（3）Ⅲ期（浅度溃疡期）：水疱继续扩大，表皮破溃，有黄色渗出液，感染后创面有脓性分泌物覆盖，致使浅层组织坏死，疼痛加剧。

（4）Ⅳ期（坏死溃疡期）：脓性分泌物增多，有臭味，坏死组织呈黑色。

2. 营养失调　皮肤破溃、感染使机体代谢量增高，摄入量低于机体需要量。

3. 疼痛　分为急性疼痛和慢性疼痛。急性疼痛一般是人为操作所导致，如敷料移除、伤口清洗、清创术等。慢性疼痛一般没有明确诱因，但往往与伤口周围环境改变有关，此类疼痛可发生在患者休息、翻身的过程中。

4. 日常生活能力障碍　患者肢体运动障碍导致转移、穿衣、大小便、个人卫生等日常生活均需他人照顾。

5. 心理障碍　由于疼痛、生活不能自理、长期卧床使患者极易产生恐惧、自卑心理。

6. 知识缺乏　缺乏预防压疮的相关知识。

（三）照护方法

1. 皮肤完整性受损的照护

（1）翻身

1）照护者协助患者每 1 ～ 2 小时翻身 1 次，翻身时抬高损伤部位，切忌拖、拉、推等动作，防止因摩擦等因素加重皮肤损伤。

2）长期卧床者，应用气垫床或泡沫床垫，床头抬高＜ 30°，斜侧卧 30° 为最佳体位，避免创面与床面接触而继续受压。

3）翻身时应遵循力学原理，危重患者在护士指导下翻身。

4）建立翻身卡，其内容详见附表 4-3，照护者必须详细交接班并认真记录翻身的时间、体位、皮肤情况等。

（2）保护受损皮肤

1）保持床单位整洁，及时更换污染的衣物、床单，使患者的皮肤清洁、舒适。

2）密切观察皮肤、伤口、敷料等情况，保持局部清洁、干燥，如有异常及时汇报医护人员。

3）对大、小便失禁、出汗多的患者应及时清洗处理，避免污染伤口。

4）使用支架等悬空被服，保护伤口不受压，通风、干燥。

5）注意肢体保暖，避免受凉，影响血液循环。

2. 饮食的照护

（1）注意观察患者体重变化，避免体重减轻。

（2）为患者提供符合其口味且富含蛋白质、维生素、微量元素的食物，如鱼肉、瘦肉、水果蔬菜等，以保证营养的供应。

（3）应注意补充膳食纤维，多饮水，防止便秘。

（4）在护士指导下帮助口服肠内营养制剂。

（5）鼓励患者适当活动以增加食欲，记录患者的进食量。

（6）提供良好的就餐环境，避免餐前提及不愉快或痛苦的事情。

（7）超重也是造成压疮的原因之一，帮助肥胖者减肥，控制体重，少吃甜食和糖类，增加活动等。

3. 疼痛的照护

（1）注意观察并识别患者产生疼痛的原因，照护中尽量避免疼痛的发生。

（2）在更换敷料等操作时，鼓励患者进行缓慢、有节律的深呼吸，减轻疼痛感受。

（3）通过听音乐、看影视节目等方式，分散其对疼痛的注意力。

（4）必要时按医嘱给予镇痛药，并注意观察药物疗效。

4. 日常生活障碍的照护

（1）体位及转移照护

1）长期卧床者在护士指导下将患肢摆放于功能位。

2）转移时要顾及损伤部位及伤口，不要引起伤口敷料及引流管的移位，避免压迫损伤部位。

3）如确需搬动时应与他人协作，操作轻柔，减少疼痛刺激。

4）伤口有引流管的患者应在护士带领下变换体位。

（2）穿脱衣的照护：参照本章第一节中脑卒中患者穿脱衣的照护方法。

（3）个人卫生：主要是洗澡。不能下床者，照护者按床上擦浴法帮助完成，操作过程中注意保护损伤部位及伤口。

（4）如厕照护：参照本章第一节中脑卒中患者如厕照护方法。

5. 心理障碍的照护　①照护者要主动热情地与患者进行沟通交流，耐心疏导，言语温和，满足其合理的生活需要；②尊重患者的生活习惯，理解其因病痛而做出的一些违背常理的现象；③照护者应不怕脏、不怕累，不可在患者面前流露厌烦情绪；④鼓励家属尽量抽出时间陪伴患者，给予精神支持。

6. 预防压疮的照护

（1）熟悉压疮发生的原因

1）力学因素：压疮不仅由垂直压力引起，还可由摩擦力和剪切力引起，通常是2～3种力联合作用导致，详见图4-10A。

2）局部潮湿或排泄物刺激：因大、小便失禁、汗液及各种渗出引流液等引起的潮湿刺激，导致皮肤浸渍、松软，削弱其屏障作用，致使皮肤易受剪切力和摩擦力等损伤。

3）营养状况：全身营养不良时，皮下脂肪减少，肌肉萎缩，受压处因缺乏肌肉和脂肪组织保护而容易引起血液循环障碍，出现压疮。

4）机体活动和（或）感觉障碍：由于神经损伤、手术麻醉或制动造成，患者自主活动能力减退或丧失，使局部组织长期受压，感觉受损可造成机体对伤害性刺激反应迟钝而发生压疮。

（2）掌握压疮的好发部位：压疮易发生在长期受压及缺乏脂肪组织保护、无肌肉包裹或肌层较薄的骨隆突处。

1）仰卧位：好发于枕骨粗隆、肩胛部骨、骶尾部及足跟部，详见图4-10B。

2）侧卧位：好发于耳郭、肩峰、髋部、膝关节内、外髁及足内、外踝处，详见图4-10C。

3）俯卧位：好发于面颊部、耳郭、肩部、女性乳房、男性生殖器、髂嵴、膝部及足尖处，详见图4-10D。

4）坐位：好发于坐骨结节处，详见图4-10E。

（3）避免局部组织长时间受压：①翻身，同皮肤完整性受损的照护；②半卧位时间每次缩短在30分钟内；③长期坐位的患者，指导其尽量身体前倾，避免坐骨结节直接受压，帮助左、右臀交替抬起减压，每30分钟1次，保持每次10～15秒；④病情危重暂不宜翻身者，可抬高床脚30°～40°，每2～3小时用软枕垫在腰骶部，左右交替。

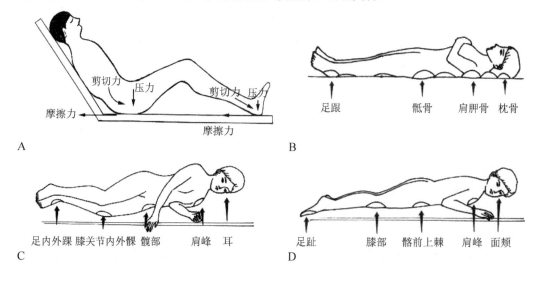

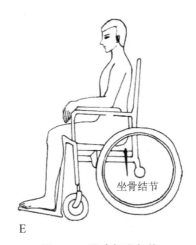

E

图 4-10　压疮好发部位

（4）其他

1）摆放体位时避免红斑区域受压。

2）保持皮肤清洁干燥，避免局部不良刺激。

3）禁止按摩或用力擦洗压疮易患部位的皮肤，防止造成皮肤损伤。

4）加强大、小便失禁患者的管理，禁用有破损的便盆。

5）在护士指导下，使用皮肤保护用品（如凡士林软膏）或采取隔离防护措施，预防皮肤浸渍。

6）不可让患者直接卧于橡胶单或塑料单上，因其影响汗液蒸发，致使皮肤受热潮湿。

7）认知障碍、意识不清的患者要勤剪指甲，防止抓伤皮肤。

（5）避免摩擦力和剪切力的照护：①保持床单、被服清洁、平整、无皱褶、无渣屑，以避免皮肤与碎屑及衣服床单皱褶产生摩擦；②协助患者翻身、更换床单衣服时，须将患者抬离床面，避免发生拖、拉、推等动作；③患者取半卧位时，注意防止身体下滑，可在其大腿下垫软枕；④使用便盆时应协助抬高患者臀部，不可硬塞、硬拉，可在便盆上垫软纸、海绵或海绵垫。

（6）选用合适的减压用具：①帮助具有压疮高危因素的患者使用气垫床、水床或泡沫床垫；②对身体瘦弱的患者，将减压敷料贴于骨隆突处，保护骨隆突；③长期坐位的患者使用减压坐垫等。

（7）鼓励患者早期活动：在病情允许的情况下，协助患者进行肢体功能练习，鼓励患者尽早离床活动，预防压疮的发生。

（8）饮食照护：同皮肤完整性受损的照护。

二、肢体肿胀的照护

（一）定义

肢体肿胀是指肌肉、皮肤或黏膜等组织由于炎症、淤血或充血而体积增大。发生在四肢部位的即为肢体肿胀，常伴有肢体发红、疼痛、酸沉等。

（二）肢体肿胀的照护问题

1.有皮肤破溃的危险　主要与肿胀肢体的皮肤水肿有关。

2.不舒适　患肢肿胀、酸沉和疼痛等引起的。

3.日常生活能力障碍　肿胀肢体运动障碍导致转移、穿衣、大、小便、个人卫生等日常生活需他人照顾。

4. 知识缺乏　缺乏保护患肢及合理饮食等相关知识。

（三）照护方法

1. 预防皮肤破溃的照护

（1）帮助患者选择质地柔软、宽松的衣裤，鞋袜不能太紧。

（2）保持床单位清洁、柔软、平整、干燥，定时协助肿胀严重需卧床休息的患者变换体位，膝部及踝部、足跟处可垫软枕以减轻局部压力。

（3）变换体位及放置便盆时动作轻巧，避免强行推、拉、拽等。

（4）肿胀部位皮肤变薄，易发生破损，清洁皮肤时勿过分用力，避免损伤。

（5）观察肿胀部位皮肤，如出现皮纹消失、水疱、热痛、破损和化脓等情况发生，立即汇报医护人员。

2. 肢体酸痛的照护

（1）指导轻症患者进行适当的肢体功能锻炼。

（2）抬高患肢。

（3）协助医护人员采用冷、热疗法。急性损伤引起的肿胀 24 小时内尽早冰敷，冰袋温度为 0℃，每次冰敷 15～20 分钟；48 小时后给予热敷，温度为 50～60℃，每次热敷 15～20 分钟。注意避免烫伤或冻伤。

（4）注意观察加压包扎的患者，如出现肢体麻木、痉挛及皮肤变色等症状，立即汇报护士处理。

（5）对于痛感剧烈者，根据医嘱使用镇痛药。

3. 日常生活障碍的照护　参照本节中压疮患者日常生活障碍的照护方法。

4. 保护患肢的照护

（1）严重肢体肿胀患者应卧床休息，侧卧时避免压迫肿胀肢体。

（2）用枕头或楔形垫抬高患肢，使之高于心脏水平。

（3）指导上肢及手肿胀的患者坐位、站位或行走时采用肩吊带、三角巾悬挂患肢，避免患手下垂或随步行而甩动。

（4）帮助患者每隔一段时间把患侧上肢高举过头。

（5）提醒下肢肿胀的患者避免长时间站立、行走，必要时使用轮椅。

（6）防止肿胀部位皮肤过于干燥，寒冷时注意保暖。

（7）注意患者体位的舒适与安全，必要时加用床栏防止坠床。

5. 饮食照护

（1）给予低盐、低脂、易消化饮食，少食多餐，限制含钠量高的食物，如腌制品、香肠、罐头食品、海产品、苏打饼干等。

（2）根据护士的指导，确定每天的饮水量。

（3）热量要充足，增加含钙类（如苹果、芹菜等）、含钾类（如香蕉、西瓜、葡萄、柚等）、富含维生素（如海苔、芝麻、花生等）的食物，蛋白质摄入量遵医嘱。

（4）戒烟酒，少吃糖、脂肪和咖啡等刺激性食物和饲料。

（5）帮助患者每天在同一时间点、着同类服装、用同一电子秤测量体重。

三、疼痛的照护

（一）定义

1. 疼痛　是组织损伤或与潜在组织损伤相关的一种不愉快的躯体感觉和情感体验。按病程分为急性疼痛、慢性疼痛和癌性疼痛。

2. 急性疼痛　指突然发生、有明确的开始时间，持续时间较短、以数分钟、数小时或数天之内居多。

3. 慢性疼痛　指疼痛持续 3 个月以上，具有持续性、顽固性和反复性的特点。

4. 癌性疼痛　是由恶性肿瘤导致的不同部位癌性疼痛，其性质和程度均可不同，可为钝痛、胀痛等，而中、晚期疼痛剧烈，常难以忍受。

（二）疼痛的照护问题

1. 痛苦　表现为不舒服的感觉和难以忍受的痛感。

2. 睡眠障碍　慢性持续反复的疼痛可影响患者睡眠。

3. 心理障碍　主要表现为焦虑、抑郁等消极情绪。

4. 日常生活能力障碍　疼痛限制活动，导致转移、行走、进食等日常生活需他人帮助。

5. 营养失调　低于机体需要量，与疼痛不适、食欲减退有关。

6. 知识缺乏　缺乏疼痛管理的相关知识。

（三）照护方法

1. 镇痛的照护

（1）促进舒适的照护

1）居室环境安静、舒适，保证良好的采光和通风，调节适宜的室内温度和湿度。

2）提供舒适整洁的床单位，确保患者所需日常生活用品伸手可及。

3）耐心听取患者述说自我感受，鼓励并帮助患者寻找保持最佳舒适状态的方式，如帮助患者取合适的体位。

4）在护士指导下，将洗澡等各种照护活动安排在镇痛措施显效时间段进行。

5）鼓励适当下床活动，必要时进行肢体按摩、放松。

（2）分散注意力

1）耐心与患者交流，传递令人高兴的信息，提高其积极情绪。

2）带领患者参加社会活动、听音乐、看影视作品，内容应轻松愉快，避免刺激。

3）教患者进行深呼吸等放松训练，提高其对疼痛不适的耐受性。

（3）冷热应用：参照本章第二节中骨性关节炎冷热应用的照护方法。

（4）在护士指导下，帮助患者使用自控镇痛泵。

（5）注意观察疼痛的部位、时间、性质、程度及疼痛对患者的影响，及时汇报医护人员处理。

2. 睡眠障碍的照护

（1）创造良好的睡眠环境

1）居室内保持适宜的温度，一般冬季为 18 ～ 22℃，夏季为 25℃左右，湿度保持在 50% ～ 60%。

2）噪声降低到最小限度，包括照护的声响、卫生间流水声、开关门声等，避免在夜间搬动病床或其他物品。

3）照护者应避免穿硬底鞋，降低说话及走路的声音。

4）夜间应保证病室门窗的紧密性，在患者睡眠时关闭并拉上窗帘。

5）尽量使用地灯或壁灯，避免光线直接照射患者眼睛。

（2）消除影响患者睡眠的因素

1）在睡前帮助患者完成个人卫生照护。

2）避免衣服对患者身体的刺激和束缚，以及床褥对患者舒适的影响。

3）选择合适的卧位、放松关节和肌肉。

4）保证空气的清新和流动，及时清理病室中的呕吐物、排泄物等，避免异味刺激。

5）床铺应当安全、舒适，有足够的宽度和长度，被褥及枕头的厚度及硬度合适。

6）合理安排照护活动的时间，尽量减少对患者睡眠的影响。

3. 心理障碍的照护　参照本章第一节脊髓损伤心理障碍的照护方法。

4. 日常生活障碍的照护　参照本节中压疮患者日常生活障碍的照护方法。

5. 饮食的照护

（1）结合患者的饮食习惯，提供色、香、味俱全的饮食。

（2）以易消化、低脂肪、高蛋白质、高维生素及富含纤维素的食物为主，少食多餐，禁食易产气食物。

（3）在进食过程中出现腹胀、恶心、呕吐等不适反应，应停止饮食。

（4）进食时间尽量安排在止痛措施显效时间段。

6. 了解疼痛的原因

（1）温度刺激：过高或过低的温度作用于体表，均会引起组织损伤导致疼痛。如高温可引起灼伤，低温会致冻伤。

（2）化学刺激：化学物质如强酸、强碱，可直接刺激神经末梢而导致疼痛。

（3）物理损伤：如刀切割、针刺、碰撞、身体组织受牵拉、肌肉受压、挛缩等，均可使局部组织受损而引起疼痛。

（4）病理改变：疾病造成的体内组织缺血、缺氧，空腔脏器过度扩张，平滑肌痉挛或过度收缩，局部炎性浸润等均可引起疼痛。

（5）心理因素：心理状态不佳，如情绪紧张或低落、愤怒、悲痛、恐惧等都能引起局部血管收缩或扩张而导致疼痛。此外，疲劳、睡眠不足、用脑过度等可导致功能性头痛。

7. 掌握疼痛的分级　按世界卫生组织（WHO）的疼痛分级标准进行评估，疼痛分为4级。

（1）0级：无痛。

（2）1级：轻度疼痛，平卧时无疼痛，翻身咳嗽时有轻度疼痛，但可以忍受，睡眠不受影响。

（3）2级：中度疼痛，静卧时痛，翻身咳嗽时加剧，不能忍受，睡眠受干扰，要求用镇痛药。

（4）3级：重度疼痛，静卧时疼痛剧烈，不能忍受，睡眠严重受干扰，需要用镇痛药。

四、吞咽障碍的照护

（一）定义

1. 吞咽障碍　是指由于下颌、双唇、舌、软腭、咽喉、食管等器官结构和（或）功能受损，不能安全有效地把食物输送到胃内的现象。多种疾病可导致吞咽障碍，如脑卒中、脑外伤、帕金森病、严重认知障碍或痴呆等。

2.误吸　是指将口咽部内容物或胃内容物吸入声门以下呼吸道的现象，是吞咽障碍最常见、且需要即刻处理的并发症。

（二）吞咽障碍的照护问题

1.进食困难　表现为口水或食物从口中流出、长时间将食物停留在口腔内无法下咽、食物或水从鼻腔流出（鼻腔反流）、食物黏在口腔或喉部、进食或喝水时出现呛咳等。

2.吸入性肺炎　吸入带有病原菌的口咽部分泌物或经过口咽部的食物等，细菌进入肺内繁殖，导致肺部感染。

3.窒息　吞咽困难的患者常存在对于食物的加工处理障碍，极易造成食物容积过大不能咽下而卡在喉咽部，严重时造成呼吸困难而出现窒息，后果严重。

4.营养不良　是指由于吞咽困难造成进食热量不够，营养素和电解质缺乏出现体重减轻、消瘦和低蛋白血症的表现。

5.脱水　是指吞咽困难患者由于饮水呛咳、饮水缓慢及饮水恐惧，导致液体摄入量不足，体液容量下降，出现皮肤干燥、尿少、淡漠的现象。

6.心理障碍　因不能经口进食、留置鼻饲管等原因，容易产生恐惧、抑郁等心理症状。

（三）照护方法

1.进食困难的照护

（1）进食环境

1）应尽可能尊重患者的饮食习惯。

2）进餐环境要安静、舒适，进餐时禁止讲话，避免误吸。

3）让患者尽量保持轻松、愉快的心情，以促进食欲，减少呛咳，增加进食的安全性。

（2）进食体位

1）坐位：身体坐直，前倾约 20°，颈部稍前屈。

2）半卧位：30°～60°卧位，头部前屈，偏瘫者患侧肩部垫枕头。

3）卧床患者，至少应取 30°仰卧位，头部前屈，偏瘫者患侧肩部以枕垫起。

（3）食物的选择：采用易吞咽的食物。

1）胶冻样食物密度均匀，宜黏而不易松散。

2）容易在口腔内移动，通过咽及食管时易变形。

3）不在黏膜上残留又不易出现误咽，如菜泥、果冻、蛋羹、浓汤。

4）兼顾食物的色、香、味，温度偏凉。

（4）餐具的选择

1）勺子：手抓握能力较差的患者，应选用柄粗、柄长、勺面小、难以粘上食物、边缘钝的勺子，以容量 5～10ml 的勺子为宜。

2）碗：单手舀碗中食物有困难的患者，可选择广口平底碗或边缘倾斜的盘子等。也可在碗底放一块防滑垫，或者使用防滑碗。

3）杯：可选用切口杯，杯口不会接触到患者鼻部，这样不用费力仰头就可以饮用，避免误吸。

（5）一口量：即最适宜吞咽的每次进食入口量，正常人为 20ml。一般先以 3～5ml 少量试之，然后酌情增加（如 5ml、10ml 等），并掌握合适的一口量。还要以选择容量为 5～10ml 的勺子为宜。

（6）进食方法

1）照护者站在患者健侧喂食，食团放在健侧舌后部或健侧颊部。

2）成人每次进食量不宜超过 300ml。

3）前一口吞咽完成后再进食下一口，避免两次食物重叠入口的现象。进食后 30 分钟内不宜翻身、叩背、吸痰等。

4）进食后做好口腔及咽部的清洁照护，以减少肺部感染等。

2. 预防吸入性肺炎的照护

（1）进食时不应有分散注意力的事物，患者进食时照护者及时提醒其做"咽"的动作。

（2）指导患者在吞咽时将下颌往内收，保持嘴唇闭紧。

（3）避免使用吸管。

（4）吞咽障碍患者需较长时间进食，照护者切勿催促。

（5）吞咽过程中，如出现呛咳，立即停止进食，帮助患者低头弯腰，身体前倾，下颌低向前胸，必要时汇报护士处理。

（6）严重吞咽障碍患者需用胃管方式进食，按留置胃管照护。

3．预防窒息的照护

（1）照护者应注意辨识窒息的先兆。主要表现是呼吸困难或呼吸带有杂声，像被人扼住脖子。

（2）如出现下列情形，立即终止进食，并呼叫医护人员处理。

1）忽然不能说话，欲用力咳嗽而咳不出。

2）皮肤、嘴唇和指甲发绀。

3）瞳孔散大，意识丧失。

4）大、小便失禁等。

4．营养不良的照护

（1）营养给予方式

1）经口进食。

2）经鼻胃管喂食。

3）间歇性经口胃管或食管喂食。

4）胃造瘘术者给予胃空肠喂养。

5）全肠外营养等。

6）照护者负责经口进食，按进食困难的照护方法。

（2）营养给予的量：遵医嘱，在护士指导下完成。

5．预防脱水的照护

（1）按进食困难的照护方法中的体位、一口量帮助患者饮水。

（2）必要时鼻饲补充。

（3）如患者出现尿量减少、皮肤干燥、神情淡漠等现象，需汇报护士处理。

6. 心理障碍的照护

（1）耐心倾听患者诉说，特别是伴有言语不清者，鼓励其充分表达，予以理解和支持。

（2）尽量支持患者，发现其吞咽功能的改善与进步，及时给予鼓励，提高自信心。

（3）调动患者的亲人、朋友支持陪伴，稳定其情绪。

（4）选择安静、无人打扰的环境，采取舒适的坐位或卧位，指导患者做深呼吸等松弛训练。

第四节　临终关怀照护

一、临终患者的照护

（一）定义

1. 临终　即濒死，指患者在已接受治疗性或姑息性治疗后，虽然意识清醒，但病情加速恶化，各种迹象显示生命即将终结。

2. 临终关怀　是指由社会各层次（包括护理员）组成的团队向临终患者及其家属提供的包括生理、心理和社会等方面的一种全面性支持和照料。

（二）临终患者的照护问题

1. 癌性疼痛　疼痛是临终患者最主要的躯体症状，以慢性疼痛为主，常为进行性加重难以忍受，是患者最痛苦的问题，且严重影响生命质量。

2. 恶心与呕吐　是临终患者常见的症状之一，伴有食欲减退、腹胀、腹泻或便秘、体重减轻等。

3. 睡眠障碍　由于疼痛、躯体不适等各种因素影响而产生。通常表现为睡眠能力减退等。

4. 呼吸困难　表现为呼吸频率不规则，呼吸由深变浅，出现鼻翼呼吸、经口呼吸、潮式呼吸，由于分泌物无法或无力咳出，出现痰鸣音或鼾声呼吸。

5. 大、小便失禁　临终患者的大、小便失禁主要是疾病或损伤、临终期肌肉松弛等原因造成。

6. 压疮　大部分患者在终末期会出现恶病质，极度疲劳，长期卧床、被动体位增加了皮肤发生压疮的危险。特别是伴有大、小便失禁、腹泻等的患者更容易出现压疮。

7. 日常生活能力障碍　临终患者躯体功能及意识障碍，转移、进食、穿衣等日常生活逐渐不能自理，需依赖照护者的帮助。

8. 心理障碍　临终患者在面对死亡时，心理反应非常复杂，分为 5 个阶段，即否认期、愤怒期、协议期、抑郁期、接受期。

（三）照护方法

1. 疼痛的照护　缓解疼痛是临终关怀照护的重要任务，具体参照本章第三节中疼痛的照护方法。

2. 恶心与呕吐的照护

（1）一般照护

1）帮助患者取坐位或侧卧位，预防误吸。

2）协助患者漱口并清理呕吐物，更换清洁被服，适时开窗通风换气。

3）同情理解患者，及时安抚，不嫌弃，保护其尊严。

4）注意观察恶心与呕吐发生的时间、频率、原因或诱因，呕吐物的颜色、性状、量、气味等，及时汇报护士并处理。

（2）饮食照护

1）了解患者的饮食喜好，注意食物的色、香、味。

2）患者的饮食应清淡、易消化，以高维生素、富营养的流食或半流食为主，少食多餐，避免大量饮水；对无法进食的患者进行鼻饲，按鼻饲照护。

3）由于清晨不容易发生恶心与呕吐，因而患者的早餐应摄入全天所需营养的大部分，尽可能在清晨 7：00 前进食早餐。

3. 睡眠障碍的照护

（1）改善睡眠环境，减少夜间强光及噪声刺激。

（2）对于躯体症状如疼痛、呼吸困难等引发的失眠，应积极配合医护人员控制症状。

（3）采取促进患者睡眠的措施，如增加日间活动、听音乐、按摩双手或足部。

（4）加强沟通，不强行纠正患者已有的睡眠规律。

4. 呼吸困难的照护

（1）提供安静、舒适、洁净、温湿度适宜的环境。

（2）保持呼吸道通畅，帮助痰液不易咳出者叩背排痰，协助有效排痰。

（3）帮助患者采取半坐位或坐位，以患者自觉舒适为宜。

（4）保持吸氧管及面罩在位、通畅。

（5）指导患者采用腹式呼吸、缩唇呼吸等呼吸技巧。

（6）呼吸困难通常会引发患者的烦躁、焦虑、紧张，要注意安抚和鼓励，必要时汇报护士。

5. 大、小便失禁的照护

（1）保持清洁：及时清洁被粪便污染的被褥和衣物，保持室内空气清新。

（2）心理支持：临终患者在出现排便失禁时，常存在难以启齿等心理，因而需加强与患者的沟通，避免语言生硬，操作粗暴。

（3）皮肤照护：及时用温水清洗肛周及臀部皮肤并轻拭擦干，保持局部皮肤干燥，必要时使用润肤露或凡士林。

6. 压疮的照护　参照本章第三节中压疮的照护方法。

7. 日常生活障碍的照护　参照本章第一节中植物人日常生活能力障碍的照护方法。

8. 心理障碍的照护

（1）否认期

1）照护者应具有真诚、和蔼的态度，不要轻易揭露患者的防御心态，也不要欺骗患者；应坦诚温和地回答患者对病情的询问，并注意保持与其他照护人员及其家属对患者病情说法的一致性。

2）注意维持患者适当的希望，应根据患者对其病情的认识程度进行沟通，耐心倾听患者的诉说。

3）经常陪伴在患者身旁，注意非语言交流技巧的使用，多利用身体触摸去表达关怀和亲密的感觉，如轻拂面和手、拍肩膀等。

（2）愤怒期

1）照护者要具有爱心，耐心，认真地倾听患者的诉说，允许患者以发怒、抱怨、不合作行为来宣泄其内心的不满、恐惧，同时应注意预防意外事件的发生。

2）加强与患者家属的沟通，给予患者关爱、理解、同情和宽容，共同帮助其渡过心理难关。

（3）协议期

1）照护者应积极主动地关心患者，加强生活照护，尽量满足患者的各种合理需要。

2）鼓励患者说出内心的感受，尊重患者的信仰，减轻患者的压力。

（4）抑郁期

1）照护者应多给予患者同情、鼓励和支持，使其增强信心。

2）经常陪伴患者，允许其以不同的方式发泄情感，如忧伤、哭泣等。

3）创造舒适环境，帮助患者保持自我形象和尊严。

4）尽量让家属多陪伴在其身旁，给予精神上的安慰。

5）密切观察患者，及时发现抑郁自杀倾向，防止发生自杀行为。

（5）接受期

1）照护者应积极主动地帮助患者了却未完成的心愿，继续给予关心和支持。

2）尊重患者，不要强迫与其交谈。

3）创造安静、舒适的环境，减少外界干扰。

二、死亡后的照护

（一）定义

死亡是指血液循环全部停止及由此导致的呼吸、心跳等身体重要生命活动的终止，即个体生命功能的永久终止。

（二）死亡的照护问题

1. 尸体的照护。

2. 丧亲者的照护。

（三）照护方法

1. 尸体的照护　参照第 2 章第三节中尸体的照护方法。

2. 丧亲者的照护

（1）安慰丧亲者面对现实，接受亲人死亡。

（2）鼓励其宣泄内心的痛苦，陪伴抚慰并认真聆听他们的倾诉。

（3）哭泣是死者家属最常见的情感表达方式，照护者创造适当的环境，让他们能够自由痛快地将悲伤的情感宣泄出来。

（4）尽量满足丧亲者的合理需要。

附表 4-1　关节被动活动操作流程及质量标准

项目	操作流程	质量标准
操作前	1. 护理员着装规范，正确洗手、戴口罩，必要时戴手套 2. 解释告知操作的目的及注意事项 3. 室温适宜；取舒适卧位，充分放松，必要时脱去妨碍操作的衣物或固定物	着装规范、正确洗手、沟通到位、环境整洁
操作中	1. 在治疗师指导下进行操作 2. 由近端到远端 (如肩到肘，髋到膝) 的顺序 3. 固定肢体近端，托住肢体远端 4. 动作缓慢、柔和、平稳、有节律，避免冲击性运动和暴力 5. 在无痛范围内进行，活动范围逐渐增加，以免损伤 6. 从单关节开始，逐渐过渡到多关节 7. 每一动作重复 10～20 次，每日 1～2 次	方法正确，患者配合
操作后	1. 结束后注意观察有无疼痛、肿胀等不良反应 2. 整理床单位，帮助患者取舒适卧位 3. 洗手，记录	无不良反应，患者卧位舒适

【适应证与禁忌证】

1. 适应证 神经系统疾病所致的关节活动范围减小和受限；不能主动活动者如昏迷、长期卧床等。

2. 禁忌证 各种原因所致的关节不稳定、关节内未完全愈合的骨折、关节急性炎症或外伤所致的肿胀、骨关节结核和肿瘤等。

【注意事项】

1. 应在无痛或轻微疼痛、患者能忍受的范围内进行训练，避免使用暴力，以免发生组织损伤。

2. 进行多个关节活动范围训练时，可按照从近端向远端的顺序，逐个关节或数个关节一起进行训练。

3. 掌握训练的基本原则：循序渐进、安全、顺序的原则。

附表 4-2　清洁间歇导尿操作流程

项目	操作流程	质量标准
操作前	1. 照护者着装规范，正确洗手、戴口罩，必要时戴手套 2. 解释告知操作的目的及注意事项 3. 环境清洁，室温适宜，有屏风或床帘遮挡	着装规范、正确洗手、沟通到位、环境整洁
	1. 用物：治疗车、无菌手套、清洁或无菌的导尿管一根（或超润导尿管）、润滑剂、生理盐水棉球（或冷开水棉球）、有刻度的尿壶、医疗垃圾袋、生活垃圾袋 2. 用物检查：检查一次性物品包装的完好性、是否合适、有无潮湿、是否在有效期内	用物准备齐全、完好、合适，在有效期内
操作中	1. 护理员站于患者的右边，协助取仰卧位，自主排尿或手法排尿 2. 洗手或带一次性手套，用生理盐水（或冷开水）棉球，男性：清洁尿道口 4 ~ 5 次；女性：清洁大、小阴唇及尿道口 4 ~ 5 次 3. 再次洗手，润滑导尿管前端 4. 提起男性患者的阴茎与腹壁呈 60°慢慢插入导尿管直到尿液排出为止，分开女性患者的大、小阴唇，插入导尿管直到尿液排出为止 5. 当尿液停止排出时，边用手法轻轻挤压膀胱、边缓慢水平拔出导尿管	动作轻柔、患者无不适、膀胱排空彻底
操作后	1. 整理用物，将手套包装纸放入生活垃圾袋内 2. 手套、尿管、棉球放入医疗垃圾袋内 3. 整理床单位，帮助取舒适卧位 4. 洗手，记录	终末处置到位，患者卧位舒适

【适应证与禁忌证】

1. 适应证 脊髓损伤、脑损伤等导致的排尿障碍。

2. 禁忌证 尿道狭窄、梗阻，尿路感染，尿失禁，尿道损伤及肿瘤等。

【注意事项】

1. 切忌待患者尿急时才排放尿液。

2. 如在导尿过程中遇到障碍，应先暂停 5 ～ 10 秒并把导尿管拔出 3cm，然后再缓慢插入。

3. 插导尿管时宜动作轻柔，特别是男性患者，嘱其缓慢深呼吸，慢慢插入导尿管，切忌用力过快、过猛，导致尿道黏膜损伤。

4. 在拔出导尿管时若遇到阻力，可能是尿道痉挛所致，应等待 5 ～ 10 秒再拔管。

5. 如遇下列情况应及时报告护士：出现血尿，导尿管插入或拔出失败，插入导尿管时出现痛苦加重并难以忍受等。

附表 4-3　翻身卡

科室　　　　　　床号　　　　　　姓名　　　　　　住院号　　　　　　照护等级

日期	时间	体位			床单位		皮肤			照护者签名
		平卧	左侧卧	右侧卧	干燥	潮湿	完好	红斑	破溃	

（肖玉华）

第 5 章

社区及居家照护服务

第一节　社区照护服务

一、概述

（一）定义

1. 社区照护服务　指为帮助老年人在社区环境内正常地生活，以社区为平台、养老服务类社会组织为载体、社会工作者为支撑，为社区内需要照护的老年人提供的一系列照顾和护理服务，主要针对空巢、失能及失智老年人。

2. 空巢老人　指没有子女照顾、独居或夫妻同居的老年人，包括无子女的孤寡老年人、与子女分居或子女长期在外的老年人。

3. 失能老人　指丧失生活自理能力的老年人，主要包括 6 个方面：吃饭、穿衣、上、下床、如厕、室内走动和洗澡。

4. 失智老人　指因正常老化或脑部损伤、疾病所导致的认知功能退化的老年人，常见于患有阿尔茨海默病老年人。

（二）社区照护类型

1. 社区内照护（中心性）　以日间照料中心、居家照护中心、嵌入式养老公寓、中央厨房、老年护理站为一体，配有适老化设施、智能化设备和医疗康复设施的医养结合型养老服务机构类型。为老年人和残疾人提供日常生活、健康促进、康复训练等方面的照护，满足老年人和残疾人在社区内的基本需求，主要包括日间生活照护、文娱和运动照护服务。

2. 社区外照护（辐射性）　指为离开日间照料中心的老年人外出就医、旅游活动、购物等提供照护服务，并为老年人提供代购服务等，保护老年人的出行安全及合法权益。

二、社区照护内容及标准

主要针对社区内的失能、失智及空巢老人，为他们提供白天或短期的托管照护，带领老年人进行运动锻炼、文娱活动，帮助老年人代购物品，推荐文娱等社会组织，并协助老年人外出活动等，丰富老年人的物质、精神生活，详见表 5-1。

表 5-1　社区照护服务类别、项目、内容及服务标准

类别	项目	内容	服务标准
日间照护	1. 饮食照护	提供餐食并为不能自理的老年人喂饭	（1）根据医嘱或者老年人的喜好，为老年人提供卫生、合口的餐食 （2）喂餐时，做到耐心细致，一次的进食量不可过大，速度不可过快 （3）勤观察，多询问，防止发生烫伤、噎食等情况 （4）进食后为老年人漱口、擦嘴，并整理好餐具，将环境收拾干净
	2. 排便照护	协助老年人进行大、小便	（1）在老年人需要排尿、排便时，及时给予老年人帮助 （2）协助老年人下床或者搀扶老年人走路时，嘱老年人不要着急，以免跌倒 （3）排便时，告知老年人不可过分用力，协助老年人蹲下或站起时要缓慢，不可过急，以免出现头晕、眼花等直立性低血压症状 （4）若老年人大、小便失禁，及时为老年人清洁皮肤，更换尿不湿、裤子和床单等
	3. 沐浴照护	为老年人洗澡、更换干净的衣服	（1）根据老年人的身体状况选择合适的沐浴方式，若有伤口，上报医护人员处理 （2）沐浴前为老年人调节好室温（26～28℃）和水温（40～45℃），以免出现烫伤或者受凉等情况 （3）至少两名工作人员协同进行，以免出现跌倒等意外情况 （4）沐浴的过程中，动作要轻柔，并注意多观察、多与老年人沟通，询问老年人有无不适 （5）沐浴后协助老年人擦干身体，特别是指（趾）之间，穿好衣服，并为老年人吹干头发等
	4. 清洁照护	为老年人洗脸、刷牙、剃胡须、修剪指甲等	（1）做好准备工作，与老年人沟通，了解其个人的卫生习惯 （2）为老年人洗脸、刷牙的过程中注意动作轻柔，若老年人有活动义齿需拿出来单独清洗 （3）为老年人剃须时，力度需适中，动作应缓慢，以免刮伤老年人的皮肤 （4）为老年人修剪指甲前做好清洁，修剪过程中要细致，并多与老年人沟通，询问老年人的感受，以免误伤甲周皮肤 （5）若有灰指甲或糖尿病足等情况，请专业的护理人员进行指导照护
运动照护	活动锻炼	带领老年人进行活动、锻炼	（1）做好准备工作，并鼓励有一定活动能力的老年人参与到活动中 （2）上门接送行动不便、但希望参与运动、锻炼的老年人 （3）选择适合老年人且没有受伤风险的活动，如手指操、健脑操、呼吸操等 （4）协助坐轮椅的老年人进行简单的下肢活动，以免出现肌肉萎缩等情况 （5）活动后，协助老年人休息或回家，并整理物品、清洁环境

类别	项目	内容	服务标准
文娱活动	1. 文化活动	组织老年人进行节假日活动	（1）做好活动前的道具、场地等方面的准备，并做好宣传工作，动员社区内的老年人参加 （2）上门接送行动不便、但希望参与文化活动的老年人 （3）根据当地的风俗习惯，举办与节假日相对应的文化活动 （4）活动过程中，注意多观察、并给予安全防护和适当的帮助 （5）活动结束后，协助老年人休息或者回家，并整理物品、清洁环境
	2. 举办讲座	举办各类健康、养身讲座，指导、协助老年人参加	（1）定期向老年人搜集意见，并进行整理，制订讲座计划 （2）向老年人宣传讲座的内容、举办日期，并张贴海报，吸引老年人参与 （3）做好准备工作，调试好相关设备，并联系好讲师，确保讲座顺利进行 （4）上门接送行动不便的老年人参加讲座 （5）指导老年人坐稳，并维持讲座现场秩序 （6）讲座结束后，协助老年人按秩序离场、回家，并整理物品，清扫环境
	3. 娱乐活动	组织社区内的老年人进行娱乐活动	（1）做好活动前的道具、场地等方面的准备，并做好宣传工作，动员社区内的老年人参加 （2）上门接送行动不便、但希望参与娱乐活动的老年人 （3）在社区内举办观看影视节目、唱歌、拍手传花等娱乐活动 （4）活动过程中，注意与老年人多交流、询问老年人的感受，并注意安全 （5）活动结束后，协助老年人休息或者回家，并整理物品、清洁环境
外出照护	1. 陪同就医	协助老年人办理就诊手续，购买药物，并向老年人的家属转述医嘱	（1）与老年人或其家属提前沟通征得同意，合理规划交通路线，留好交通票据 （2）到达地点后，先安置好老年人，与医院相关人员咨询流程 （3）各环节都做到提前确认，保证无缝衔接，减少老年人等待时间 （4）注意聆听医嘱、护嘱，协助老年人理解医嘱，做好医师、护士与老年人之间的沟通工作 （5）当面做好现金、银行卡的交接工作，避免财务纠纷 （6）安全送回后，向家属汇报就诊和医疗费用等方面的情况 （7）注意往返交通安全
	2. 陪同购物	陪同老年人挑选物品，帮忙拎重物，协助清点钱款	（1）按预约时间段上门与老年人对接 （2）做好准备工作，与老年人沟通交通路线 （3）陪同老年人挑选物品，帮助老年人提取重物，并协助老年人清点钱款 （4）购物结束后将老年人送回家，并注意交通安全

续　表

类别	项目	内容	服务标准
外出照护	3. 陪同散步	陪同老年人外出散步	（1）按预约时间段上门与老年人对接 （2）做好准备工作，与老年人沟通散步线路，确保散步环境的安全，并提醒老年人做好户外防护工作 （3）散步过程中，根据老年人的意愿进行交流，并根据老年人身体情况给予活动帮助 （4）老年人想如厕或者单独活动时，不得让老年人离开视线范围 （5）注意交通安全
代购物品	1. 代买药品	按照医嘱或者老年人要求购买药品	（1）与老年人或其家属沟通确认药品清单；无药品清单的，必须双方现场拟定清单，并确认 （2）做好现金交接及记账工作，留好发票或收据，避免财务纠纷 （3）准确地向老年人或家属传达药剂师提醒的注意事项及每日用量等 （4）注意出行交通安全
	2. 代买食品	按照老年人或其家属要求购买食品	（1）购买需按老年人或其家属提供的菜品清单进行；如无清单，做好沟通后，制订出购买清单 （2）做好现金交接及记账工作，留好发票或收据，避免财务纠纷 （3）购买物品时，需进行挑选，保质保量，在运输过程中，应尽量避免颠簸、磕碰，以免损伤物品 （4）注意出行交通安全
	3. 代买日用品	按照老年人或者家属要求购买日常生活用品	（1）需按老年人或其家属提供的物品清单进行代购；如无清单，做好沟通后，列出购买清单及要求 （2）做好现金交接及记账工作，留好发票或收据，避免财务纠纷 （3）购买物品时，注意参照老年人或家属提出的要求，选择恰当的品牌，在运输过程中，应避免磕碰，以免造成损坏 （4）注意出行交通安全
服务推荐	1. 旅游推荐	向老年人推荐旅游参观服务机构	（1）与老年人或其家属沟通，了解老年人旅游参观需求 （2）向老年人推荐各地旅游参观资源，与老年人制订旅游参观计划 （3）向老年人推荐相关旅游机构，做好把关工作，避免老年人上当受骗
	2. 学习推荐	向老年人推荐适合老年人的活动组织或老年大学等	（1）与老年人或其家属沟通，了解老年人在文娱、学习方面的兴趣 （2）根据老年人的身体状况，为老年人制订学习活动计划 （3）向老年人推荐相关文娱组织或者老年大学等，并认真筛选，避免老年人上当受骗 （4）向老年人提供本地文娱活动类型及活动场所等方面的咨询

三、社区照护流程及注意事项

（一）社区照护流程

主要包括日间照护流程和外出照护流程，见图 5-1 和图 5-2。

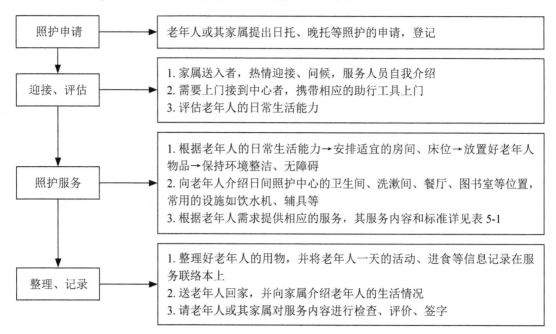

图 5-1　日间照护流程

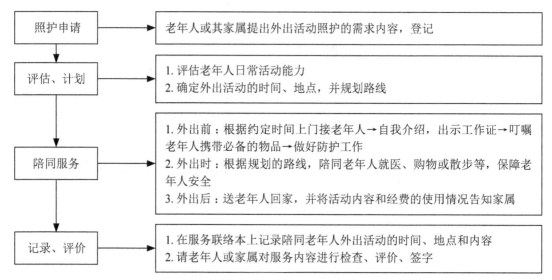

图 5-2　外出照护流程

1.服务前　首先，通过电话及服务平台等预约的方式，与老年人、家属沟通，确定服务的需求及接送老年人的时间、地点等；其次，了解老年人的年龄、性别、身体状况及活动能力，进而准备适宜的助行工具和物品。

2. 服务中 根据活动及照护的内容、流程及老年人的身体状况和需求提供相应的服务，并做好活动过程中的解释和安全防护工作。

3. 服务后 整理用物，做好相关记录和交接工作，向老年人的家属介绍照护过程中老年人的生活、身体状况等，并有针对性地向家属介绍老年人照护时需要注意的事项，此外还需做好活动的反馈工作。

（二）社区照护注意事项

1. 安全方面

（1）接送过程中，使用适合的助行工具，并注意保暖，避免颠簸。

（2）助餐时，温度适宜，不喂食易引起老年人噎呛的食物，且一次喂食的量不宜过多。

（3）助浴时，动作轻柔，水温适宜，注意保暖，做好防滑措施。

（4）运动时，动作不宜复杂，且活动量不宜过大，不可出现危险性动作；老年人运动后询问其有无呼吸急促、胸闷、头晕等感受，必要时减量或暂停运动锻炼。

（5）娱乐活动中，尽量使用手工剪等，不可使用有危险性的刀具或器械，或易使老年人误吞的物件等。

2. 沟通方面 沟通过程中，语气柔和，语速放慢，适当提升音量，使用简洁明了的语言，并尽量使用方言与老年人交流，不可使用污蔑、羞辱性的词句。

3. 隐私方面 在进行私密部位护理操作时，做好遮蔽；不可与他人谈论老年人的隐私，更不可将老年人的私人信息告诉他人。

4. 财务方面 涉及金钱的服务中，应保留好收据，避免财务纠纷；在协同外出的过程中，若发现诱骗老年人购物的情况，应及时制止。

第二节 居家照护服务

一、概述

（一）定义

居家照护指为满足老年人在家中的基本生活、健康需求，以家庭为核心，社区和养老机构为依托，通过上门服务的形式，为老年人提供日常生活、家政服务及精神慰藉等方面的照护服务。

（二）居家照护类型

1. 生活照护 指为维持和提高老年人的日常生活功能，减轻老年人的日常生活障碍而提供的照护服务，主要包括饮食、排便、个人卫生、居室环境等方面的照护。

2. 家政服务 指为以家庭为服务对象，向家庭提供各类服务，满足家庭的各类需求，主要包括房屋保洁、衣物洗熨、设施维护等方面的服务。

3. 精神慰藉 指通过各种方式满足老年人的情感、人际交往、社会参与等需求，提升老年人的幸福感和满足感。

二、居家照护内容及标准

主要针对失能、半失能老年人的日常生活需求、家政服务、精神慰藉等方面的需求，按照预定的时间，提供上门助洁、助餐、助浴、助医、助安、助急、助乐、助学等服务，详见表5-2。

表 5-2 居家照护服务类别、项目、内容及服务标准

类别	项目	服务内容	服务标准
助洁	1. 地面清洁	扫地、拖地，整理物品	（1）做好准备工作，与老年人确定可使用的清洁工具、具体的清洁区域等 （2）清洁过程中做好防滑警示，不得污染、损坏物品 （3）清洁过程中挪动、整理的物件，在拖洗完成后需归位，无法归位的，应与老年人沟通说明 （4）清洁完成后，将清洁工具清洗、归位 （5）清洁完成后的作业面，不得有污物残留，不得过于湿滑，并让家属和老年人做好检查
	2. 衣物洗涤	整理衣服、清洗、晾晒	（1）做好准备工作，与老年人沟通晾晒区域 （2）逐件查看洗涤衣物，按照颜色、外衣和内衣进行分类洗涤，面料材质不确定的，需与老年人或其家属沟通洗涤方法 （3）被排泄物污染的衣物应与清洁的衣物分开洗涤，有条件的需进行消毒 （4）洗涤完后，用具物品归位，并对现场进行清洁，保持洗涤现场整洁干燥 （5）晾晒结束后，检查纽扣、拉链是否完好，确认后将衣物分类整理，并放置在老年人易拿取的地方
	3. 床品洗涤	床上用品洗涤、翻晒、更换	（1）做好准备工作，了解老年人近期的床铺卫生状况，根据老年人具体需求进行洗晒 （2）为老年人翻晒床上的被褥后，需整理床铺，保证床铺的干净、清洁 （3）需洗涤床上用品时，先与老年人或其家属沟通，合理使用洗衣机或盆具，适量使用洗衣液等耗材 （4）洗晒结束后，将床铺整理好，并请老年人检查
	4. 窗帘洗涤	窗帘洗涤、晾晒、更换	（1）做好准备工作，与老年人沟通窗帘面料、洗涤方法及晾晒区域 （2）窗帘拆卸前与老年人或其家属确定拆卸方法，不得造成损坏，登高作业时注意安全 （3）合理使用洗衣机或盆具，使用水、洗衣液等耗材时，提前与老年人或其家属沟通 （4）洗涤结束后，对现场进行打扫、整理，将用具物品归位 （5）洗涤后窗帘安装可另约时间
	5. 厨房清洁	灶台、油烟机表面、水槽、碗具等的清洁	（1）做好准备工作，与老年人沟通清洗物件 （2）清洗过程中做到轻拿轻放，不能破坏餐具、玻璃器皿 （3）油烟机清洗过程中需要断电，餐具的清洗工具勿与灶台、油烟机、水槽混用 （4）清洗的杂物及时清除，不得堵塞下水道；如造成堵塞，必须疏通好下水道 （5）清洗完成后，餐具归位，不得有污渍及残留物

续　表

类别	项目	服务内容	服务标准
助洁	6. 房间整理	物品整理、家具除尘	（1）做卫生清扫前，先开窗通风、换气，去除异味 （2）与老年人或其家属沟通好物品整理、除尘的范围，并说明需要使用的物品，戴好口罩 （3）物品整理做到不遗漏，并将物品按老年人的习惯，进行合理的放置，将日常用物放在老年人易拿取的地方，有危险的物品尽量放在不易触及的地方 （4）贵重物品的处理必须有老年人或家属在场，或嘱老年人或其家属提前将贵重物品收放好
助洁	7. 理发修面	洗头、理发并进行相应的面部修理	（1）做好准备工作，与老年人或其家属沟通，熟悉老年人的个人卫生习惯 （2）理发、剃须前后，需对用具进行清洁 （3）洗护过程中，动作轻柔，以免误伤老年人；头部清洗过程中，注意保暖，勿将水流入老年人的眼睛或耳朵 （4）洗护完成后，整理用物，放回原位，并做好室内清理工作
助洁	8. 修剪指甲	修剪手指甲、脚趾甲	（1）提前做好准备工作，按照预约时间上门服务 （2）修剪开始之前，做好清洗工作；洗脚过程中注意防寒保暖，按先手后脚的顺序进行修剪；过程中要做到与老年人保持沟通，询问老年人的感受，避免剪伤甲周皮肤 （3）修剪下的指（趾）甲应集中保存处理，不得散落四周，修剪后将物品放回原位 （4）如有灰指甲或其他相关疾病，提前咨询医护人员，做好防护措施（戴一次性手套和口罩）
助洁	9. 协助排便	协助老年人进行大、小便	（1）在老年人需要排尿、排便时，及时给予帮助 （2）协助老年人下床或者搀扶老年人走路时，嘱老年人不要着急，以免跌倒 （3）排便时，告知老年人不可过分用力，协助老年人蹲下或站起时要缓慢，不可过急，以免出现头晕、眼花等直立性低血压症状 （4）若老年人大、小便失禁，及时为老年人清洁皮肤，并视情况更换纸尿裤、裤子和床单等
助餐	1. 送餐上门	为居家老年人提供订餐、送餐服务	（1）按照约定，根据老年人的要求，在第三方供应商或中央食堂订餐 （2）若老年人需要修改，嘱老年人提前说明 （3）按照预定时间，为老年人送餐上门 （4）送餐时，注意使用保温设施，以免送达时饭菜变凉
助餐	2. 上门做餐	为老年人提供居家烹饪服务	（1）按预定时间上门做餐 （2）以老年人提供的材料为基础，按照老年人需求、口味做餐，尽量做到物尽其用，不浪费 （3）在做饭过程中，尽量以清蒸、红烧为主，并注意食品卫生及用火安全 （4）如做餐的食材不足或有其他变化时，需征求老年人的意见后做相应调整

类别	项目	服务内容	服务标准
助餐	3. 上门喂餐	为老年人进行居家喂食	（1）餐前做好准备工作，与子女沟通老年人的身体状况及饮食情况，确定适宜的喂餐量 （2）喂餐时，协助老年人选择合适的体位，控制好食物的性状、温度，了解老年人的进餐速度及一口量等 （3）喂餐做到细致、耐心，勤观察，多询问，防止老年人发生烫伤、噎食等情况 （4）喂餐结束后，为老年人漱口、擦嘴，并嘱老年人30分钟内勿平躺，最后整理进餐环境，清洁餐具
助浴	上门协助老年人沐浴	上门为老年人提供居家洗浴服务	（1）上门服务前，嘱托家属准备好相应的设施设备 （2）助浴前，了解老年人的身体情况，如身体有伤口、导管等，需向相关的医护人员咨询，在确保安全的前提下沐浴 （3）至少要有2名护理人员，以及1名家属在场 （4）确保沐浴环境安全、舒适，冬季使用浴帐或其他取暖设备，做好保暖工作；夏天做好排气工作，以免造成缺氧 （5）助浴过程中，要保证水温适宜、动作轻柔，并做好防滑措施，以免老年人跌倒 （6）助浴完成后，协助老年人穿衣，并与家属一起将老年人送至卧室，注意保暖，最后整理用物
助医	1. 疾病照护	为老年人提供疾病照护	（1）为老年人测量基础生命体征，体温、脉搏、呼吸、血压等 （2）用药照护：指导老年人遵医嘱服用药物 （3）伤口照护：为有压疮、造口、外伤或者糖尿病足的老年人进行简单的伤口照护 （4）导管照护：为有胃管、导尿管或造瘘管等管道的老年人进行妥善固定，并告知家属做好观察、标记，避免管道扭曲、折叠、脱落
	2. 康复照护	协助老年人进行康复训练	（1）提前了解老年人的身体状况，做好准备，根据预约的时间，为老年人提供上门服务 （2）根据老年人的活动能力，指导老年人进行简单的活动，如关节训练、耐力训练等 （3）若有康复器械，指导老年人使用相应的工具 （4）若家属需要专业的康复师，可以为其介绍专业康复师，落实康复医疗服务
	3. 心理照护	为老年人提供心理疏导服务	（1）提前了解老年人的身体和心理状况，根据预约时间，为老年人提供上门服务 （2）陪同老年人聊天，舒缓老年人内心的不愉快，并了解老年人的内心诉求 （3）若老年人有心理健康问题，根据需求，协助联系心理咨询师 （4）陪同老年人去找心理咨询师治疗，参加相关心理疏导的活动，并做好参加活动情况相关记录，与老年人及其家属做好沟通及说明
助安	1. 煤气安检	对煤气设备进行综合评估	（1）协助使用相关检测设备对煤气设备进行达标检测 （2）对阀门状况进行监测，确认其能否开关自如，如相关设备需要维修，向老年人或其家属推荐解决方案 （3）对老年人或其家属进行煤气设备操作相关知识的指导 （4）出门前对煤气设备情况进行口头总结和汇报，确保煤气阀门处于正确位置后离开

续　表

类别	项目	服务内容	服务标准
助安	2.门窗、锁检查	对门窗、锁进行综合评估	（1）做好准备工作，与老年人或其家属沟通好检查范围 （2）逐一对老年人家中所有门窗、锁的性能进行检查，确定性能是否完好，向老年人简单讲解保护常识；若性能欠佳，向老年人推荐解决方法 （3）评估结束后，向老年人及家属口头或书面汇报门窗、锁的情况
助安	3.环境安检	对居家环境进行综合评估	（1）做好准备工作，与老年人或其家属沟通好检查范围 （2）对老年人居室的家具、家电、装潢及门外进出通道进行全面评估，寻找安全隐患点，如电路是否老化、墙面是否有脱落危险、进出通道是否通畅等 （3）若存在安全隐患，向老年人或其家属推荐解决方案 （4）评估结束后，向老年人及其家属口头或书面汇报情况及解决方案
助急	紧急维修	上门提供家电维修、修锁、开锁、水电维修等服务	（1）按照规定的时间上门，与老年人沟通好家电维修项目，寻找合适的维修供应商 （2）对供应商进行全程监管，服务前、服务中、服务后必须与平台之间保持沟通 （3）服务结束后对老年人进行回访，确保服务质量 （4）价格由老年人与服务商协商，照护中心不收取费用，但要确保服务商不高于市场的价格进行收费 （5）如出现纠纷，由照护中心进行初步调解，调解不了的，移交相关单位处理解决
助乐	精神关爱	上门向老年人提供精神慰藉服务	（1）了解老年人的兴趣爱好、心理状态等，根据老年人需求确定上门服务内容 （2）以老年人感兴趣的话题为切入点谈话，多倾听，适当给予回应，并做好谈话记录 （3）帮助老年人了解新闻趣事或健康养身知识，为老年人送温暖、送欢乐，消除老年人的心理障碍，保持老年人的自信心 （4）陪同老年人观看影视节目，进行文娱、棋牌、健身、游艺等活动，与老年人建立良好关系 （5）注意保护老年人隐私
助学	读书、读报	为老年人提供读书、读报服务	（1）了解老年人兴趣爱好，做好准备工作，按照约定的时间上门提供服务 （2）阅读时保证环境安静、舒适，避免吵闹 （3）读书读报时，音量以老年人听见为准，语速适中 （4）阅读过程中，若老年人有疑问应耐心解答，与老年人进行细致的交流

三、居家照护流程及注意事项

（一）居家照护流程

包括照护前、照护中、照护后 3 个阶段，见图 5-3。

1. 照护前　首先通过电话及服务平台等预约方式，了解老年人需要的具体照护服务内容及时间；接着评估老年人基本身体状况，包括年龄、性别、疾病状况及活动能力等，进而准备提供服务时所需的物品。

2. 照护中

（1）进门前：向老年人和（或）家属做好自我介绍和沟通。

1）爷爷 / 奶奶 / 叔叔 / 阿姨 / 大哥 / 大姐，您好。

2）我是 ×× 护理院居家养老服务的 ×××，您预约了 ××× 服务，现在公司委派我为您（或家人）服务。

（2）开门后

1）出示工作证件，公司的派工单。"请您查看，谢谢！"

2）护理员穿鞋套。

（3）入室服务

1）确认服务的时间和服务内容（出示《服务确认表》），记录开始时间、服务内容。

2）在服务过程中和家属或老年人进行交流，了解：①服务感受，以便改进服务流程；②挖掘服务需求，提供更深层次的服务；③讲解目前护理院现有服务项目，供客户选择。

3）规范照护服务用语：①请问您现在感觉怎么样，我的手法轻（重），凉（烫）。②请问您觉得冷吗？③请问您哪个部位需要我加强？用语需结合各项操作进行询问，注意保暖，关心老年人舒适度，保护老年人隐私。

3. 照护后　与老年人或其家属交接照护工作，告诉其日常生活照护中的要点和注意事项，结束后做好记录、总结，并与老年人确定下次照护的时间。其结束用语如下。

（1）今天我为您提供的服务时间到了，请您确认今天的服务工时和服务项目（服务确认表上签字）。谢谢！

（2）请您对我今天的服务操作提出宝贵意见和建议。

（3）欢迎您继续预约我们的服务。

（4）谢谢，祝您健康长寿，再见！

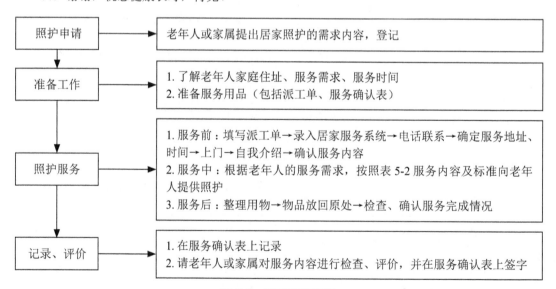

图 5-3　居家照护流程

（二）居家照护注意事项

1. **仪表方面**　根据规定穿统一的工作服，若是长发需将头发盘起，化淡妆，并随身带着工作证。

2. **安全方面**

（1）为老年人进行疾病照护时，了解其疾病的禁忌证，以免加重老年人病情。

（2）为老年人提供康复训练照护服务时，协助控制运动的幅度、力度不宜过大，以免造成心悸、胸闷、脱臼、骨折等损伤。

（3）整理物品时，需将易使老年人误伤、误吞的物品，放置在安全的地方。

（4）饮食上，根据老年人的身体状况提供合适的饮食，指导取合适的进食体位，为老年人做饭时应少盐、少油；喂食过程中注意少量多次，温度适宜，避免噎呛。

（5）为老年人擦洗、沐浴过程中，先为老年人试水温，以免烫伤，并注意保暖，做好防滑措施，以免跌倒。

3. **沟通方面**　上门后首先应向老年人和其家属做好详细的自我介绍，在服务过程中应与老年人或其家属勤沟通，以征求他们的意见。

4. **隐私方面**　对于老年人个人、家庭的隐私，不宜过多询问；切不可与他人谈论老年人及其家属的私密事件。

5. **财务方面**　服务前嘱托老年人或其家属将钱财等贵重物品收放至安全、私密的地方；在服务时，若涉及需要使用其他物品，必须先告知老年人或其家属，以免产生纠纷。

（耿桂灵　崔　敏）

参考文献

姜安丽，曹梅娟 . 2013. 新编护理学基础 [M]. 北京：人民卫生出版社：48-69.

李宝库 . 2013. 爱心护理院养老护理员手册 [M]. 北京：北京大学出版社：19-34，142-152.

李春玉，姜丽萍 . 2017. 社区护理学 [M]. 北京：人民卫生出版社：188-192.

李建军，杨明亮，杨德刚，等 . 2017. "创伤性脊柱脊髓损伤评估、治疗与康复"专家共识 [J].
中国康复理论与实践，23（3）：274-287.

李小寒，尚少梅 . 2017. 基础护理学 [M]. 北京：人民卫生出版社：50-79，167-175.

励建安，许光旭 . 2013. 脊髓损伤康复学 [M]. 北京：人民军医出版社：415-436.

马素慧，陈长香 . 2013. 康复护理学 [M]. 北京：清华大学出版社：152-161.

闵水平，孙晓莉 . 2017. 作业治疗技术 [M]. 北京：人民卫生出版社：248-252.

石宏，郝大林，江智霞，等 . 2013. 传染病护理学 [M]. 上海：第二军医大学出版社：
131-142，214-216.

石秀娥，方国恩，杨克虎，等 . 2019. 骨质疏松症康复指南（下）[J]. 中国康复医学杂志，34（12）：
1511-1519.

史宝欣 . 2017. 中国老年人居家照护指南 [M]. 北京：华龄出版社：4-9.

宋鲁平，王强 . 2018. 帕金森病康复中国专家共识 [J]. 中国康复理论与实践，24（7）：745-750.

孙红，王蕾，关欣，等 . 2018. 老年护理学：问题与实践 [M]. 北京：人民卫生出版社：436-
444.

谭美青 . 2013. 养老护理员 [M]. 北京：中国劳动社会保障出版社：23-28.

万桂芳，张庆苏 . 2019. 吞咽障碍康复治疗技术 [M]. 北京：人民卫生出版社：4-156.

尤黎明，吴瑛 . 2017. 内科护理学 [M]. 北京：人民卫生出版社：164-864，635-663.

于普林，郑松柏 . 2017. 老年医学 [M]. 北京：人民卫生出版社：48-69.

张继英，赵秀萍 . 2018. 养老护理员 [M]. 北京：中国劳动社会保障出版社：48-69.

张利岩，应岚 . 2019. 医院护理员培训指导手册 [M]. 北京：人民卫生出版社：2-6.

张振香，张艳，王雪莹，等 . 2016. 养老护理员必读 [M]. 北京：人民卫生出版社：102-105.

赵红，杨丽，杜建文，等 . 2017. 社区护理 [M]. 北京：人民卫生出版社：75-82 .